Libro de recetas gourmet de la
DIETA HCG

PUBLICADO POR TAMMY SKYE

Más de 200 recetas "bajas en calorías" *para la "Fase HCG"*

Este libro está dedicado al Dr. A.T.W. Simeons, quien
ha desarrollado este protocolo increíble, fenomenal
y milagroso para bajar de peso. Quiero agradecer
especialmente a Kevin Trudeau, autor del libro
The Weight Loss Cure They Don't Want You to Know About
(La cura para bajar de peso que nadie quiere divulgar), por
hacer pública esta dieta. Este libro también está dedicado
de todo corazón a mi madre, Bárbara, a las personas bajo
régimen de dieta de mi grupo de apoyo online y a todas
las personas que, como yo, han luchado incansablemente
para bajar de peso y finalmente han encontrado la
respuesta que siempre han buscado. Creo que ésta es la
última dieta que necesitará hacer. Este libro es para todas
aquellas personas capaces de ver la luz al final del túnel y
que están tomando la decisión de bajar de peso y cambiar
sus vidas para siempre.

---

*Quienes dicen que algo no se puede hacer generalmente
son interrumpidos por aquellos que sí lo están haciendo.*

— JOEL A. BARKER

ÍNDICE

Glosario de términos y abreviaturas...Página 1

Prefacio...Página 3

Por qué necesito este libro ....Página 4

Mi historia ....Página 5

Acerca de la Dieta HCG ....Página 7

Pautas para el éxito ....Página 14

Alimentos de la Dieta HCG ....Página 16

Ensaladas y aperitivos...Página 21

Aderezos, salsas y marinadas...Página 34

Sopas...Página 46

Entradas de pollo ....Página 58

Entradas de carne de res...Página 74

Entradas de mariscos...Página 86

Verduras ....Página 103

Postres ....Página 114

Bebidas ....Página 120

Índice de recetas ....Página 127

Información actualizada sobre la autora...Página 130

Recursos y enlaces ....Página 132

Glosario de términos y abreviaturas

HCG — Gonadotrofina Coriónica Humana. Un medicamento natural que se utiliza con frecuencia en los tratamientos de fertilidad y que ha sido investigado y desarrollado para el Protocolo de la Dieta HCG para bajar de peso del Dr. A.T.W. Simeons.

HHCG — HCG homeopática

LIW — "Peso de la última inyección". El peso registrado el último día de su inyección de HCG. Se usa para controlar el peso durante la Fase 3 (Fase de estabilización).

LSDW — "Peso de la última dosis sublingual". El peso registrado en el último día de su dosis sublingual de HCG.

VLCD — Dieta muy baja en calorías. El término usado para describir la "Fase HCG" de la dieta en donde se consumen 500 calorías diarias.

IU — Unidad internacional. Término que se usa para determinar la dosis de un medicamento. La cantidad de HCG que debe tomar diariamente durante la "Fase HCG" de la dieta es de 125 iu a 250 iu.

SL — Sublingual. Término que se usa para describir un medicamento que se coloca debajo de la lengua, donde es absorbido por los capilares e incorporado al torrente sanguíneo. La HCG o HCG homeopática (HHCG) pueden ingerirse de este modo como una alternativa a las inyecciones.

SC/SQ — Subcutáneo. Término que se usa para describir un método de inyección casi en la superficie de la piel y no dentro del músculo.

IM — Intramuscular. Inyección de un medicamento directamente en el músculo.

R1 — (Ronda 1), R2 (Ronda 2), etc. Abreviatura para describir rondas múltiples de HCG. Es útil cuando se necesita bajar mucho de peso.

Carga — Término que se usa para describir los dos primeros días de la HCG, durante los cuales es necesario comer grandes cantidades de alimentos con alto contenido en grasa, para prepararse para la VLCD.

Carga nutricional — Un término que se usa para describir la ingesta de alimentos muy saludables y suplementos antes y después de la "Fase HCG" (también se la conoce como Fase 2 o F2) para promover una salud óptima.

Las fases

    Preparación y carga — (Fase 1 o F1). Preparación para la Dieta HCG y carga adecuada antes de comenzar con la "Fase HCG" de la dieta.

(continua)

Fase HCG — (Fase 2 o F2). El uso de la HCG en combinación con una dieta baja en calorías.

Fase de estabilización — (Fase 3 o F3). Período de tres semanas de una dieta variada y con una cantidad normal de calorías, que no incluye almidones ni azúcar.

Fase de mantenimiento — (Fase 4 o F4). La última fase de la dieta en la cual usted reincorpora gradualmente los carbohidratos en su dieta y mantiene su nuevo peso durante toda la vida.

Inmunidad — Inmunidad es un término que se usa para describir el momento en que la HCG ya no es eficaz y se necesita suspender provisionalmente la dieta. Los síntomas son: mucha hambre, debilidad y fatiga, embotamiento mental.

Día de la manzana — El "Día de la manzana" es una técnica que recomienda el Dr. Simeons para romper con un peso estacionario en la "Fase HCG" de la dieta. Si ha tenido un peso estacionario durante su dieta 4 días o más, coma 6 manzanas durante ese día y beba una cantidad de agua mínima. Debería volver a bajar de peso al día siguiente.

Día del bistec — El día del bistec se usa si usted sube 2 libras de peso por encima del LIW/LSDW durante la "Fase de estabilización" (También conocida como Fase 3 o F3). La persona que está haciendo la dieta debe realizar un día del bistec el mismo día que ha subido de peso y no debe comer nada hasta la noche. Luego, puede comer un gran bistec con una manzana grande o un tomate crudo. El aumento de peso debería estar corregido para el día siguiente.

Prefacio

Estoy tan emocionada y ansiosa por presentarles la última versión del Libro de recetas gourmet de la Dieta HCG. Primero le entregué este libro en formato digital a un puñado de gente especial dentro de mi grupo de apoyo para personas a dieta en el año 2007. En ese momento había muy poca información sobre la Dieta HCG y escasas recetas, que además no eran para nada apetitosas debido a los ingredientes limitados que exige el protocolo. Así fue como nacieron las recetas y este libro, gracias a un poco de inspiración y, tal vez, a una pizca de desesperación.

Desde el momento en que publiqué por primera vez este libro, la Dieta HCG (Gonadotropina Coriónica Humana combinada con una dieta baja en calorías) se ha vuelto popular en todo el país y cada vez más personas están descubriendo esta dieta increíble y transformando sus cuerpos y sus vidas. He tenido el placer de conocer y comunicarme con miles de personas que están a dieta y que han compartido sus historias acerca de cómo bajaron 30, 50, 100, ¡e incluso más de 150 libras con este programa!

Con respecto a mi experiencia personal, lo que más me asombró fue el modo en que la Dieta HCG transformó mi cuerpo. Las libras y las pulgadas parecían desvanecerse y descubrí que durante toda la "Fase HCG" casi no tenía hambre, que mis antojos habían disminuido y que me sentía fantástica y llena de energía.

Como seguidora de la Dieta HCG, y siendo al mismo tiempo sibarita, estaba totalmente harta de comer pechugas de pollo secas sobre hojas de lechuga. Por eso, comencé una búsqueda desesperada por agregar sabor y condimentos a una variedad de comidas que de otra forma hubiese sido bastante limitada. Este libro de cocina tiene la intención de aportar sabor, ideas y recetas deliciosas y bajas en calorías que respetan la Dieta HCG original del Dr. Simeons.

Para mí, éste ha sido un increíble viaje de transformación personal. Comencé con mi dieta en mayo de 2007 y después de dos rondas completas y un curso corto sobre el protocolo de la Dieta HCG, bajé casi 60 libras (27 kg.). Ahora disfruto feliz de la vida con mi peso meta de 140 libras (63,5 kg.).

Al día de hoy, aún tengo que pellizcarme cada vez que me miro al espejo. Este viaje ha cambiado mi vida de muchísimas formas. Estoy eternamente agradecida por haber encontrado esta dieta. Le deseo éxito y felicidad en su Dieta HCG y espero que disfrute de estas recetas.

¿Por qué necesito este libro?

Mucha gente que hace la Dieta HCG se aburre y se frustra por completo debido a la falta de variedad en sus comidas durante la "Fase HCG". Las recetas de este libro pueden ayudarle a aportar un poco de sabor y variedad a las reducidas opciones de alimentos que permite la dieta. Mantenerse en el camino correcto y motivado con cualquier dieta que se inicie es un desafío, pero en el caso de la Dieta HCG en particular, los alimentos permitidos son muy limitados.

¿Puede tener éxito y bajar de peso con la Dieta HCG comiendo pollo asado (a la parrilla) y ensalada todos los días? Sí, ¿pero por qué aburrirse? Muchas personas abandonan sus dietas debido a la falta de sabor e imaginación en sus comidas. Este libro de recetas puede ayudarle en este punto. Para crear las recetas de este libro, me inspiré en los sabores de todo el mundo y en mis comidas favoritas. En él comparto con usted algunas de mis recetas favoritas para la "Fase HCG" de bajas calorías de la Dieta HCG, como por ejemplo platos sabrosos que incluyen carne de res, recetas con pollo y mariscos e incluso algunas bebidas y postres con frutas frescas.

Los beneficios que he experimentado personalmente y que escucho de otras personas que siguen la Dieta HCG son increíbles. Estos van desde el simple hecho de poder comprar cualquier prenda en un centro comercial o usar un bikini en público por primera vez hasta lograr cambios drásticos en los informes médicos y análisis de sangre. Muchas personas que ahora juegan con sus hijos y nietos en el jardín por primera vez en años han compartido historias sobre lo dificultoso que les resultaba caminar sin que les faltara el aire o sobre el intenso dolor que sufrían en las rodillas. Durante los últimos dos años y medio, he hablado y me he comunicado con muchas personas que han derrotado a la obesidad y perdieron mucho peso. Nunca me canso de escuchar esas historias y me pone feliz saber que la Dieta HCG está cambiando, para mejor, las vidas de tantas personas.

Espero que disfrute de su energía renovada, su nutrición mejorada y, en última instancia, del "sabor" que agrega a su dieta mientras ve cómo su cuerpo adelgaza y como sus áreas problemáticas toman una nueva forma. Haga de la Dieta HCG una parte de su cambio permanente de estilo de vida, mientras aprende cómo seguir una dieta y una nutrición correctas para obtener resultados duraderos una vez finalizada la "Fase HCG". Se sorprenderá al ver lo bien que se siente mientras disfruta de comidas deliciosas, mejora su metabolismo lento y baja de peso definitivamente, terminando por fin con el ciclo vicioso de las dietas yo-yo. Aún puede seguir disfrutando de comidas deliciosas, bajar de peso y no volver a recuperarlo con la Dieta HCG.

Le deseo a cada uno de ustedes todo el éxito del mundo y los felicito por dar este gran paso en dirección a una vida más sana. Esta dieta es maravillosa; tendrá una vida llena de posibilidades ilimitadas y un cuerpo más delgado. Espero que disfrute de las recetas deliciosas que ofrezco en el libro y que no deje de celebrar su cuerpo y su nueva vida cada día.

Mi historia

Soy una mujer que ha luchado contra el exceso de peso durante toda su vida. Basándome en mi experiencia personal, puedo decirle que hay mecanismos detrás de las dietas bajas en calorías y el ejercicio físico extremo que afectan su peso. La creencia popular que tiene mucha gente de "calorías dentro/calorías fuera" simplemente no es el único factor importante para bajar de peso y terminar con la obesidad. He comenzado y abandonado dietas toda mi vida y no podía perder peso, aún comiendo sólo 800 calorías diarias y practicando una hora de ejercicios aeróbicos y de pesas cinco días a la semana. Era una batalla extremadamente frustrante y desalentadora para bajar aunque fuese una sola libra, a pesar de elegir los alimentos más saludables y de ejercitarme periódicamente. El peso siempre volvía y yo seguía teniendo sobrepeso y sintiéndome miserable.

Comencé a subir de peso cuando inició mi pubertad. Éste fue un período crítico en mi vida. Algo estaba mal con mi cuerpo, ya que comenzaba a acumular grasa de forma anormal en mis caderas, muslos y glúteos. Pasé de pesar 80 libras (36 kg.) a 135 libras (61 kg.) casi de la noche a la mañana. Me volví muy sensible emocionalmente con respecto a mi peso y noté que comenzaba a desarrollarse celulitis en mis muslos y glúteos. Mi vida social y mi experiencia en la escuela secundaria fueron terribles debido a mi sobrepeso y me volví extremadamente tímida. Hice dietas esporádicamente durante mis años de adolescencia y después de

Era una batalla extremadamente frustrante y desalentadora para bajar aunque fuese una sola libra, a pesar de elegir los alimentos más saludables y de ejercitarme periódicamente.

cumplidos los 20. Probé de todo: desde dietas sumamente restringidas en calorías, comidas pre-envasadas, batidos y barras, todas las píldoras para dieta de venta libre del mercado, pero aún así seguía subiendo de peso. Probé con dietas bajas en carbohidratos y combinando alimentos; incluso consideré someterme a una dolorosa cirugía estética. Habría considerado casi cualquier cosa que me ayudara a bajar esas libras de más.

Nunca pude bajar más de 20 libras (9 kg.) con ninguna de estas dietas y siempre volvía a recuperar cada libra bajada, o incluso más, apenas retomaba una dieta cuasi-normal. Hace seis años, después de la muerte de mi madre, mi peso casi llegó a las 200 libras (90 kg.). Me sentía deprimida, fuera de control y totalmente incapaz de controlar mi peso. Mi madre nunca se había cuidado y comía muchos de los alimentos repletos de azúcar y almidón que como enferma de diabetes Tipo I debería haber evitado. A los 30 años sufrió un ataque cardíaco, después del cual tuvo que someterse a una cirugía de cuádruple bypass. Con los años, sus problemas de salud y sus malos hábitos alimenticios hicieron mella en su corazón y sus riñones. Perdí a mi madre debido a las complicaciones de su diabetes. Ella murió cuando tenía sólo 55 años. Ésta fue la experiencia que, de algún modo, fue el catalizador para mi cambio de vida. Advertí que, si no tomaba ciertas medidas para modificar mi peso y mis hábitos alimenticios poco saludables, estaba condenada a seguir sus pasos.

Después de la muerte de mi madre, me obsesioné por aprender todo lo posible sobre salud y nutrición. Me concentré en los estudios e investigaciones sobre medicina alternativa. Estudié todas las hierbas y vitaminas y su efecto sobre el cuerpo humano. Comencé una búsqueda permanente y febril para curar la fuente de mi obesidad y otros posibles problemas de salud.

Comencé haciendo algunos pequeños cambios en mi estilo de vida. Cambié mi dieta y comencé a ingerir alimentos naturales y orgánicos. Dejé de beber refrescos y evité exponerme al almidón y a los dulces. Descubrí la hierba Stevia, un endulzante totalmente natural que se utiliza como una alternativa a los edulcorantes artificiales aspartamo y sucralosa. Experimenté con varios laxantes y comencé a ver a la comida y la nutrición como medicina. Abandoné gradualmente todos los medicamentos, incluidos los antidepresivos y los analgésicos de venta libre. Gracias a estos cambios en mi dieta, mi salud comenzó a mejorar muchísimo y adelgacé 10 libras (4,5 kg.) con sólo aplicar estos cambios.

Entonces, un día, mientras seguía luchando por mantener mi peso, siempre fluctuante, me topé con un infomercial en televisión sobre el último libro de Kevin Trudeau, *The Weight Loss Cure They Don't Want You to Know About (La cura para bajar de peso que nadie quiere divulgar)*. Comencé a leer un estudio tras otro en Internet para determinar la seguridad y efectividad del protocolo. Busqué efectos secundarios y cualquier señal de que el protocolo pudiera ser peligroso. Pasé casi tres semanas investigando y descubrí que realmente era seguro y que los resultados en cuanto a pérdida de peso eran increíbles y había cambiado la vida de muchísimas personas como yo. Encontré grupos de apoyo llenos de gente que seguía la dieta. Esta investigación me condujo al protocolo original publicado por el Dr. A.T.W. Simeons en el Hospital Internacional Salvator Mundi en Roma, Italia. El libro se llama *Pounds and Inches, a New Approach to Obesity (Pulgadas y libras, un nuevo enfoque sobre la obesidad)*. El Dr. Simeons mejoró este excelente protocolo sobre la pérdida de peso durante muchos años y trató a miles de pacientes exitosamente con la Dieta HCG para curar la obesidad.

Sabía que finalmente había encontrado la respuesta a mi problema de peso. Ahora, a los 40 años de edad, estoy entusiasmada con la vida otra vez. La vida como la persona delgada, hermosa y saludable que siempre soñé ser, y ahora he logrado ese objetivo.

Al principio me embarqué en este viaje increíble para curar mi propia obesidad, pero ahora siento que tengo la misión personal de ayudar a otras personas a descubrir esta dieta increíble y a compartir mis recetas deliciosas. Cada vez más personas están descubriendo la sorprendente pérdida de peso y los beneficios para su salud que se logran siguiendo el programa de la Dieta HCG y tienen un éxito increíble. Le deseo todo lo mejor, y me alegra decirle que quizás ésta sea la última dieta que tenga que hacer para cambiar su vida para siempre.

Acerca de la Dieta HCG

¿Qué es la Dieta HCG?

La Dieta HCG es un régimen revolucionario que combina la Gonadotrofina Coriónica Humana (HCG) con una dieta baja en calorías en la que se consumen 500 calorías diarias. Tomar la HCG por un período de 23 ó 43 días mientras se sigue una dieta estricta, consumiendo alimentos específicos y pocas calorías, le permite al cuerpo quemar grasa más rápidamente. Mientras la persona que está a dieta toma la HCG, el cuerpo utiliza sus reservas de grasa como combustible. El médico que desarrolló la dieta también explicó que el hipotálamo se reinicia al final del protocolo, mejorando el metabolismo y regulando el sistema endocrino de manera más eficaz. Una vez finalizada la "Fase HCG" (también conocida como la Fase 2 o F2), usted puede seguir una dieta con un consumo normal de calorías, comiendo una amplia variedad de alimentos con excepción del almidón y el azúcar durante un período de 3 semanas, al cual llamo "La fase de estabilización" (también conocida como Fase 3 o F3). Por último, en la "Fase de mantenimiento" (también conocida como la Fase 4 o F4) usted puede comenzar a incorporar lentamente los carbohidratos a su dieta y disfrutar de un metabolismo nuevo y más rápido.

Historia de la Dieta HCG

El Dr. A.T.W Simeons desarrolló el protocolo de la Dieta HCG en el año 1950, cuando descubrió la relación entre la obesidad y un tratamiento para niños con desequilibrios hormonales y un sobrepeso significativo que utilizaba HCG. Él teorizó y estudió el uso de HCG como tratamiento para la pérdida de peso, y descubrió que era muy eficaz cuando se realiza correctamente, pues corrige un trastorno metabólico del hipotálamo. Sus pacientes adelgazaron mucho y mejoraron su metabolismo gracias al tratamiento. Le recomiendo encarecidamente que lea el libro original del Dr. A.T.W Simeons, *Pounds and Inches (Pulgadas y libras)*, donde encontrará un análisis detallado del proceso y de cómo éste afecta al cuerpo.

La Dieta HCG resurgió desde la publicación del libro *The Weight Loss Cure They Don't Cure They Don't Want You to Know About (La cura para bajar de peso que nadie quiere divulgar)* de Kevin Trudeau, que trata en detalle el protocolo original del Dr. Simeons con algunas variaciones y otras recomendaciones y sugerencias para el cuidado de la salud. Las diferencias entre la versión de Kevin Trudeau del programa de la Dieta HCG y la del Dr. Simeons es que el señor Trudeau excluye de la dieta el consumo de mariscos y a la naranja como fruta posible. Por lo demás, la dieta es prácticamente igual. Las recetas de este libro siguen la Dieta HCG original desarrollada por el Dr. Simeons, que sí incluye las naranjas y los mariscos pero que se puede modificar fácilmente al sustituirlos por pescado blanco, carne de res o pollo, si así lo desea.

Pérdida de peso esperada

Se espera que, en promedio, usted pierda hasta una libra por día. Los hombres suelen adelgazar un poco más rápido que las mujeres. La cantidad de peso que usted puede adelgazar también depende de cuánto quiera perder y de cuán estrictamente siga la dieta. Si quiere adelgazar 100 libras (45 kilos) o más, usted adelgazará mucho más y mucho más rápido que si sólo desea adelgazar 20 libras (9 kilos). Si adelgazó más de 34 libras (15 kilos) o se aplicó 43 inyecciones, es aconsejable que detenga la dieta. Las personas que deben perder mucho peso pueden adelgazar de manera segura 5-6 libras (2-3 kg.) o más si así lo desean, pero se aconseja que se realice la transición a la "Fase de estabilización" (también conocida como Fase 3 o F3) cuando se alcancen las 34 libras (15 kg.) perdidas.

Cómo elegir una clínica

Cuando elija una clínica, evalúe su programa cuidadosamente. Asegúrese de que se ajuste al programa original desarrollado por el Dr. Simeons. Las dosis para las inyecciones deberían ser 125-200 iu de HCG y deben aplicarse una vez por día (una dosis más alta de aproximadamente 150 iu suministrada dos veces por día requiere una formula sublingual) durante 6 días por semana en un período de 23 ó 43 días. Las elecciones de alimentos y otras restricciones deberían ajustarse al protocolo original. Usted no debería comprar ningún suplemento ni batidos adicionales; tampoco deberían aconsejarle que se coloque aceites en el cuerpo mientras esté atravesando la "Fase HCG" del programa. Esto puede retrasar o demorar su pérdida de peso y también puede representar un gasto innecesario y costoso.

Es importante que elija una clínica y un médico de confianza para controlarse mientras realiza el programa y garantizar que su HCG sea fresca y fuerte al momento de comenzar la dieta.

Cuando evalué una clínica para su programa HCG, considere el costo, el apoyo y los beneficios que le ofrece. Aunque la HCG no está aprobada por la FDA como tratamiento para la pérdida de peso, es un medicamento recetado totalmente natural y cualquier médico con mentalidad abierta puede recetarla, ya que la HCG está a la venta en la mayoría de las farmacias.

Varias rondas de HCG

Si usted necesita más de una ronda para alcanzar su peso meta, puede comenzar otra ronda después de un período de 6 semanas aproximadamente, incluyendo 3 semanas en la "Fase de estabilización" (también conocida como la Fase 3 o F3) y 3 semanas (o más) de dieta de mantenimiento. Usted debería aumentar el tiempo entre las rondas después de 2 rondas o más para evitar la inmunidad. Al continuar con este plan y descansar entre las rondas, es posible adelgazar 100 libras (45 kg.) o más.

Inmunidad

La inmunidad a la HCG puede ocurrir algunas veces y se caracteriza por sentir mucha hambre, debilidad y mareos. Esto indica que usted debería tener en cuenta cuando realice la transición a la "Fase de estabilización" (también conocida como Fase 3 o F3) y quizás sea hora de tomar un descanso. También puede experimentar inmunidad cuando esté cerca de su peso meta o de su peso ideal. Para prevenir la inmunidad, el Dr. Simeons recomienda, lo cual

Consejo

PARA LA DIETA HCG

Tomar fotos de su cuerpo antes y después de iniciar la dieta (de frente, de costado, de espaldas) puede ayudarle a mantenerse motivada mientras lleva un registro de su progreso con la Dieta HCG y, al mismo tiempo, observa cómo su cuerpo se estiliza.

es muy útil, tomarse un día libre por semana cuando esté realizando el curso completo de 43 días. Si siente que comienza a experimentar los síntomas de la inmunidad, debería aumentar la cantidad de calorías a 800 por día de los alimentos recomendados y ponerse las inyecciones durante al menos 23 días para luego realizar la transición a la "Fase de estabilización" (también conocida como Fase 3 o F3). La HCG no le permitirá bajar demasiado de peso sin que se presenten señales de inmunidad, así que es bueno que se tome un descanso si comienza a experimentar estos síntomas. Si quiere lucir demacrada, hambrienta y extremadamente delgada, ésta no es la dieta para usted. Sin embargo, la Dieta HCG le ayudará a lograr un peso normal y saludable para su edad, su altura y su estructura física.

Ejercicio

No se recomienda hacer mucha actividad física mientras se encuentre en la "Fase HCG" de la dieta. La actividad física muy fuerte puede retardar la pérdida de peso, quizás por la retención de líquidos que necesitan los músculos al realizar ejercicios. La actividad física más liviana como las caminatas, el yoga, los estiramientos y los rebotes son buenos ejercicios. Cuando haya realizado la transición a la F3, puede comenzar a realizar ejercicios aeróbicos, levantamiento de pesas y rutinas regulares si así lo desea.

El fenómeno de la pérdida anormal de grasa

Un fenómeno que experimenta la mayoría de las personas que realiza la Dieta HCG y que sigue el protocolo del Dr. Simeons, es la forma en que la HCG suele redistribuir

la grasa de sus "zonas problemáticas" o de sus depósitos anormales de grasa. Según mi experiencia personal, noté que mis caderas y mis muslos redujeron su tamaño, así como también perdí algunas pulgadas en mi estómago y mi cintura. Este fenómeno ocurre únicamente en la Dieta HCG, no con otros programas para bajar de peso.

Formas de tomar la HCG

INYECCIONES

La HCG generalmente se inyecta intramuscularmente (IM) y algunas personas se la inyectan en forma subcutánea (SC/SQ). La dosis recomendada es de 125 iu hasta 200 iu, y la HCG se inyecta diariamente 6 días a la semana durante un período de 43 días, o todos los días durante un período de 23 días. No es aconsejable inyectarse una dosis mayor a 200 iu por día, pues podría aumentar de peso. La HCG se debe guardar en un lugar oscuro y fresco. Puede conservarse en el refrigerador unos 25 días aproximadamente.

HCG SUBLINGUAL

Desde el momento en que publiqué este libro por primera vez, la forma sublingual (SL) de la Dieta HCG se ha vuelto muy popular entre las personas que siguen la dieta, y ellas han perdido la misma cantidad de peso que aquellas que se inyectan. La HCG se combina con una pequeña cantidad de plata coloidal y, a veces, con un poco de vitamina B12 para facilitar el traslado de la molécula al flujo de sangre a través de los vasos capilares que se hallan debajo de la lengua. Cuando se toma la HCG sublingual, es necesario ingerir una dosis más fuerte (aproximadamente de 150 iu) debajo de la lengua dos veces por día (mañana y noche) para asegurarse de que se recibe la dosis correcta. Algunas clínicas informan que no es necesario descansar entre rondas cuando se toma la HCG sublingual, pero realmente lo recomiendo. La "Fase HCG" (también conocida como Fase 2 o F2) es tan restrictiva que, aunque no experimente la inmunidad, necesita una nutrición variada y asegurarse de que su cuerpo descanse y tenga buena salud.

LA HCG HOMEOPÁTICA

Desde hace algunos meses, está disponible una nueva forma de HCG homeopática (HCGH). No he probado esta nueva variedad homeopática de la HCG, y hasta este momento no hay estudios que demuestren si es tan eficaz como la HCG natural. Muchas personas que realizan dietas informan haber tenido éxito y resultados duraderos en cuanto a la pérdida de peso utilizando las versiones homeopáticas de HCG. Si está considerando esta alternativa, siempre procure obtener la HCG homeopática de alguna fuente de confianza. La HCG homeopática se coloca debajo de la lengua, de manera sublingual. Consulte con su proveedor homeopático para obtener más información.

Tenga cuidado cuando elija esta opción, ya que con la creciente popularidad y los excelentes resultados de la Dieta HCG, están apareciendo suplementos de HCG homeopáticos en todo el país y en Internet. Debido a la demanda, un vendedor inescrupuloso podría venderle literalmente agua y vitaminas a un precio altísimo, y usted nunca lograría los resultados duraderos

y la pérdida de peso que se obtienen al consumir la HCG natural o una fórmula homeopática de calidad.

Las cuatro fases de la Dieta HCG

La Dieta HCG consta de cuatro pasos o fases. La primera es "**Preparación y recarga**" (también conocida como Fase 1 o F1). La segunda es la "**Fase HCG**" (también conocida como Fase 2 o F2). La tercera es la "**Fase de estabilización**" (también conocida como Fase 3 o F3), mientras que la cuarta es la "**Fase de mantenimiento**" (también conocida como Fase 4 o F4).

Preparación y recarga

LIMPIEZA

Considérelo un período de desintoxicación y limpieza antes de empezar la Dieta HCG. Realice una limpieza de colon, de parásitos, y tome vitaminas adicionales y suplementos de minerales, ya que preparar el cuerpo para la dieta puede ayudar a maximizar la pérdida de peso y mejorar la salud en general. Es importante que su cuerpo reciba alimentos y suplementos nutritivos de alta calidad, antes y después de la estricta "Fase HCG" de la dieta. Durante este período, beba jugos de vegetales algunos o todos los días de la semana para brindarle a su cuerpo más energía y alimentos nutritivos adicionales.

Muchas personas descubrieron que limpiar y desintoxicar el cuerpo antes de comenzar la dieta ayuda a maximizar los beneficios de la Dieta HCG y a que el mantenimiento sea exitoso.

Consejo

PARA LA DIETA HCG

Pésese todos los días y lleve un registro de su progreso diario.

RECARGA NUTRICIONAL

Realmente recomiendo lo que llamo una "carga nutricional" antes y después de la "Fase HCG" de la dieta. Básicamente, esto implica ingerir suplementos de calidad, bebidas a base de vegetales, oligoelementos, y comer alimentos saludables, incluidas muchas frutas y verduras. El Dr. Simeons no recomienda tomar suplementos durante la "Fase HCG", porque hacerlo puede retrasar o demorar la pérdida de peso; es importante fortalecer el organismo antes y después de esta fase para tener una buena salud.

PREPARACIÓN MENTAL

Prepárese mentalmente comprometiéndose a cumplir el programa. Limpie sus alacenas y tire o regale cualquier alimento que pueda tentarle mientras esté haciendo la dieta. Tómese algunas fotos antes, durante y después de la dieta para ayudarle a motivarse; también debe tomar las medidas necesarias para llevar un registro de su progreso durante todo el proceso. Cómprese una balanza de alimentos digital que sea precisa para preparar sus comidas y, como complemento, también puede comprar una báscula digital para el baño. Es mejor si esa balanza exhibe 2 libras (1 kg.) más que su peso real. Durante la época en que se pierde peso lentamente, adelgazar esas 2 libras puede ayudarle a mantenerse motivada.

Mientras se prepara para esta dieta, concéntrese en sus objetivos y escriba en su diario todas las razones por las que desea bajar de peso. Piense en su salud, en su familia y en cómo el hecho de bajar de peso cambiará su vida. Visualícese con su peso meta, comprando ropa nueva y sintiéndose delgada y saludable. Recuerde que no es necesario que haga esta dieta usted sola. Contemple la posibilidad de unirse a un grupo de apoyo de HCG y prepare a su familia y amigos para que le ayuden en su travesía para bajar de peso.

2 DÍAS DE RECARGA DE GRASA

Durante los dos primeros días del programa es importante hacer una "recarga" comiendo alimentos altos en grasa mientras toma la HCG. Esta fase es esencial y debe comer alimentos que contengan muchas calorías y altos porcentajes de grasa. Para estos dos días de carga se recomienda comer aceites, quesos, aguacate, frutos secos, pasteles, crema, comidas grasosas y cualquier otro alimento rico en grasas.

Es muy importante que no salte esta fase. Es una parte de la dieta absolutamente necesaria. Las personas que han ignorado esta fase informaron que sentían demasiada hambre durante la primera o segunda semana de la Fase HCG de la dieta, en la que se consumen muy pocas calorías. No es una experiencia muy agradable comer una gran cantidad de alimentos con alto contenido de grasa, especialmente si no está acostumbrada a hacerlo. Haga lo mejor que pueda y no se dé por vencido. Intente comer pequeñas cantidades de alimentos con alto contenido en grasa cada hora, en lugar de comer una gran cantidad de una sola vez. Si se concentra en los alimentos con alto contenido en grasa en vez de hacerlo en los carbohidratos, obtendrá mejores resultados. Para lograr una carga adecuada, debería sentir desde un poco a nada de hambre cuando esté realizando la transición a la dieta de 500 calorías de la Fase HCG.

La Fase HCG

Durante la "Fase HCG" (también conocida como Fase 2 o F2) de la dieta, la persona se ponen inyecciones (una vez por día) con dosis diarias de 125 -200 iu de HCG o de 150 iu SL de HCG (dos veces por día) durante un período de 23-43 días, mientras se sigue una dieta de 500 calorías muy específica, de bajo contenido graso.

Las opciones de alimentos son muy limitadas y específicas, y hay que respetarlas estrictamente para que la dieta sea exitosa. En otra sección del libro se provee una lista de todos los alimentos permitidos junto con la cantidad de calorías de cada porción, para ayudarle a que su dieta diaria contenga menos de 500 calorías.

Durante la "Fase HCG" es importante evitar el contacto con todo tipo de grasas **externas**, como las cremas para el cuerpo. El Dr. Simeons descubrió que incluso los aceites que se aplican externamente podrían retrasar la pérdida de peso. Sólo se puede usar maquillaje en polvo, lápiz de labios y delineador de ojos. En caso de que tenga la piel muy seca o agrietada, puede aplicarse una pequeña cantidad de aceite natural o aloe vera en las zonas dañadas.

ESTANCAMIENTOS

Es normal que ocurran estancamientos en esta dieta. Generalmente, al realizar una dieta se pierde mucho peso de golpe, pero luego ocurre un leve estancamiento o pérdida de peso más lenta durante algunos días. Durante la segunda mitad del protocolo ocurre al menos un estancamiento significativo, que generalmente dura de 4 a 6 días. Esto es normal y la situación se resuelve sola, así que no se preocupe cuando esto ocurra.

Si el estancamiento continúa durante más de 4 días, se debe poner en práctica el "Día de la manzana".

EL DÍA DE LA MANZANA

Aunque la mayoría de los estancamientos se resuelven de manera natural, si no baja de peso durante varios días usted puede desalentarse bastante. Un "Día de la manzana" puede realizarse cuando una persona alcanza un estancamiento (no pierde peso en un período de 4 a 5 días). Durante el día de la manzana se deben comer 6 manzanas en 24 horas bebiendo una mínima cantidad de agua, sólo la suficiente para saciar su sed. Generalmente esto soluciona el estancamiento y a la mañana siguiente debería volver a bajar de peso.

La fase de estabilización

La "Fase de estabilización" (también conocida como Fase 3 o F3) es un período de tres semanas posterior a la "Fase HCG" en el que usted puede ingerir una dieta variada con una cantidad normal de calorías, pero sin incluir almidones ni azúcar. Se trata de una parte importante de este protocolo, ya que es el período en que el peso y el metabolismo se estabilizan en un nuevo punto de equilibrio metabólico más alto.

Durante la primera o segunda semana en la "Fase de estabilización" se pueden esperar algunas fluctuaciones en el peso. Esto es normal, y su peso se estabilizará en algún momento de las tres semanas. En la F3 se puede disfrutar un vaso de vino,

Consejo
PARA LA
DIETA HCG

Tome medidas precisas (pecho, brazos, cintura, caderas, glúteos, pantorrillas) antes de comenzar el programa para llevar un registro de su progreso. Vuelva a tomar las medidas y registre los resultados todas las semanas que esté realizando la dieta.

de cerveza o de otra bebida alcohólica sin problemas, y además su dieta puede ser más variada. Es importante que quienes sigan la Dieta HCG se pesen todos los días en la F3 y que inmediatamente realicen un "Día del bistec" si aumentan más de 2 libras (1 kilo) del LIW/LSDW (peso de la última inyección/ dosis sublingual).

EL DÍA DEL BISTEC

El Día del bistec se realiza si la persona subió más de dos libras (1 kg.) después de pesarse en la mañana. Para realizar el Día del bistec no debe comer nada en todo el día (sí puede beber agua) y luego debe comer un bistec grande más una manzana cruda o un tomate crudo. El bistec se puede preparar con varias especias, pero sin sal. Generalmente, el Día del bistec le ayuda a corregir el aumento de peso y a la mañana siguiente podrá volver a la dieta de estabilización de la Fase 3. El Día del bistec se debe realizar el mismo día que subió las 2 libras. Es una parte importante de esta dieta y es fundamental para estabilizar el peso y reiniciar el metabolismo.

La fase de mantenimiento

La "Fase de mantenimiento" (conocida también como Fase 4 o F4) implica introducir gradualmente los almidones y carbohidratos en su dieta. Ésta es la transición hacia la "vida real" y los patrones normales de alimentación. Debe controlar su peso todos los días. Yo recomiendo una dieta con alto contenido de fibras y granos saludables, frutas, verduras y proteínas. También recomiendo una "recarga nutricional" tomando suplementos saludables y una bebida a base de vegetales, especialmente si tiene varias rondas que hacer y planea volver a la "Fase HCG" para bajar más peso. Le recomiendo que haga todo lo posible por evitar los alimentos procesados y por minimizar la cantidad de azúcar en su dieta. Una vez que llegue a la "Fase de mantenimiento" puede comer casi cualquier cosa, siempre y cuando sea saludable.

Pautas para el éxito (Guias)

Siga la Dieta HCG estrictamente. La Dieta HCG debe respetarse al pie de la letra y no se deben sustituir alimentos. Sólo deben consumirse las frutas, verduras y proteínas permitidas y en las cantidades correctas. Para obtener los mejores resultados, no se deben ingerir más de 500 calorías diarias.

Consejo
PARA LA DIETA HCG

Es útil mantener un registro diario de lo que come para asegurarse de no consumir más de 500 calorías al día. Un registro de comidas puede ayudarle a evaluar el peso que pierde y a ajustar sus opciones de comida si ingresa a un estancamiento. Nuestros cuerpos metabolizan los alimentos de manera diferente. Por ejemplo, algunas personas pueden perder peso más lentamente al comer bistec o naranjas, mientras que otras tal vez no tengan problemas con estos alimentos. Un registro de comidas puede ayudarle a determinar si un alimento en particular le dificulta la pérdida de peso.

No haga trampa

No puede hacer trampa mientras usa la HCG durante esta dieta. Comer aunque sea un cacahuate (maní) o algo que no esté en la lista de alimentos permitidos puede hacerle aumentar de peso en forma impredecible y en gran medida, aún cuando el número de calorías sea bajo; por ejemplo, esto puede suceder si come una verdura no aprobada. Si hace trampa, sepa que puede pasar 3 días sin bajar de peso. Simplemente debe volver a respetar el programa inmediatamente.

Realice la recarga adecuada

Comience la dieta con una "recarga" adecuada de alimentos con alto contenido de grasa durante dos días. Finalice la dieta con 3 semanas de un régimen sin almidón ni azúcar, seguidas por una incorporación lenta de carbohidratos y almidones saludables. Tal vez descubra que es sensible a ciertos alimentos con alto contenido de almidón, como las papas, o que necesita reducir el azúcar en su dieta para mantenerse.

Pésese todos los días

Es importante que se pese todos los días durante cada fase de la dieta y durante toda su vida. Esto lo motivará mientras está a dieta y le permitirá controlar su peso y mantenerlo para siempre.

Evite todas las grasas

Una vez que comience la "Fase HCG" de bajas calorías de la dieta, deben evitarse todas las grasas. Debe desgrasar todas las carnes y cocinarlas bien magras. También deben evitarse todas las cremas, el maquillaje líquido y otros productos de aplicación externa que contengan grasa.

Sin sustitutos

No sustituya las opciones de proteínas magras que recomienda el Dr. Simeons por cerdo, otras aves, pescados grasos o carnes con vetas de grasa. Personalmente, yo ingresé en un estancamiento durante 9 días en mi primera ronda de la "Fase HCG" porque comía pechuga de pavo muy magra. Durante este proceso, en su cuerpo tiene lugar una reacción química. Si se desvía de las recomendaciones del Dr. Simeons, puede aumentar considerablemente de peso o retener líquidos. Las opciones del Dr. Simeons son el resultado de años de investigación y aplicación en sus pacientes en Roma. No trate de hacerlo usted mismo, siga el plan y tendrá éxito.

No combine ingredientes

Respete los ingredientes de las recetas. Si usa caldo de pollo en una receta, úselo sólo con pollo y no con carne de res o pescado. Si usa una marinada hecha con jugo de naranja, coma los restos de la fruta como su fruta de esa comida.

Pese sus proteínas

Pese sus proteínas crudas para no superar los 100 gramos. Use una balanza para alimentos de buena calidad para medir correctamente sus porciones de proteínas antes de cocinar.

Beba mucha agua

Asegúrese de beber la cantidad suficiente de agua durante el protocolo. Es probable que su cuerpo se desintoxique durante este proceso y que usted metabolice la grasa al ritmo que necesita para deshacerse de estas toxinas y desperdicios. Beba mucha agua y los tés recomendados para obtener los mejores resultados y maximizar su éxito.

Resumen de la Dieta HCG

La Dieta HCG puede ayudarle a bajar hasta una libra (medio kilogramo) por día en promedio. Prepare el cuerpo depurándolo y comiendo alimentos saludables, para luego pasar a 2 días de "carga" de grasa. Tome su HCG en una dosis de 125-200 iu diarios durante un período de 23-43 días, seguidos por un período de 3 semanas de una dieta con una cantidad normal de calorías para acelerar su metabolismo. Finalmente, reintroduzca gradualmente los carbohidratos en su dieta y elija una dieta saludable con alto contenido de fibras y alimentos integrales para mantener su peso nuevo en forma óptima. Tome descansos entre las rondas si necesita bajar mucho de peso.

Recomiendo a toda persona que considere seguir este protocolo que estudie bien la dieta, que consulte a su médico, particularmente si tiene alguna inquietud sobre su salud, y que siga el plan correctamente para obtener los mejores resultados y bajar de peso de forma duradera.

Consejo

PARA LA DIETA HCG

Distribuya bien sus comidas durante el día. Esta técnica puede ayudarle a evitar el hambre y a mantener niveles constantes de azúcar en la sangre. Recomiendo comer frutas frescas en el desayuno, proteínas y verduras en el almuerzo, proteínas y vegetales en la cena y finalmente una fruta como bocadillo para la tarde o tardecita. Según el Dr. Simeons, puede omitir todas las comidas hasta la medianoche si lo desea. Haga lo que crea sea mejor para usted, pero considere esto como otra opción.

Alimentos de la Dieta HCG

Opciones de proteínas

Puede elegir cualquiera de estas proteínas, en porciones de 100 gramos, pesadas en crudo. Debe comer dos porciones por día en comidas diferentes y debe retirar toda la grasa visible antes de cocinar.

Pechuga de pollo (sin piel)
Carne de res
Ternera
Pescado blanco fresco
Langosta
Cangrejo
Camarones
100 gramos de queso *cottage* bajo en grasas
1 huevo entero, más 3 claras de huevo

Opciones de verduras

Puede comer una opción de verdura en cada comida y dos porciones de verduras por día. El Dr. Simeons ya ha advertido acerca de los efectos adversos de la combinación de verduras en la Dieta HCG. Para maximizar una óptima nutrición y las vitaminas para el cuerpo, debe optar por una verdura distinta en cada comida siempre que sea posible. No hay límites específicos sobre la cantidad de verduras permitidas por comida. Use su sentido común. En caso de que sienta hambre durante la Fase HCG de la dieta, es útil comer una cantidad adicional de verduras con alto contenido de fibras, como la col (repollo).

Espinaca
Achicoria
Acelga
Hojas de remolacha (betabel)
Ensalada de hojas verdes
Apio
Tomates (jitomates)
Rábanos
Cebollas
Pepinos
Espárragos
Col (repollo)
Hinojo

Frutas

Debe comer 2 porciones de una fruta permitida. Asegúrese de comer sus porciones de fruta en distintas comidas.

1 manzana
1 naranja
Media toronja
Un puñado de fresas

Comidas varias permitidas

Puede comer una cantidad ilimitada o razonable de las siguientes opciones, a menos que se indique lo contrario.

Té
Café
Agua mineral
Jugo de 1 limón por día
Especias
Stevia
Dos tostadas Melba, palitos de pan o grisines (no en la misma comida)
Una cucharada de leche permitida por día

Beneficios de las especias para la salud

Canela

Aumenta la función cerebral
Ayuda a controlar el azúcar en la sangre
Propiedades antimicrobianas
Propiedades fungicidas
Propiedades anticoagulantes
Contiene calcio, vitaminas y fibra
Ayuda a la digestión

Curry y cúrcuma
Propiedades antiinflamatorias
Puede disminuir el dolor provocado
por la artritis
Puede reducir el riesgo de ciertos tipos
de cáncer
Puede proteger contra el Mal de Alzheimer
Puede reducir el colesterol
Puede aumentar la función cerebral

Estragón
Ayuda a la digestión
Puede ayudar a curar el insomnio
Propiedades antiinflamatorias

Eneldo
Buena fuente de calcio
Propiedades antibacterianas
Puede tener propiedades anticancerígenas

Cilantro (semillas de coriandro)
Puede ayudar a controlar el azúcar
en la sangre
Puede ayudar a depurar los metales
pesados del cuerpo
Propiedades antimicrobianas
Rico en fitonutrientes
Puede ayudar a reducir el colesterol
Ayuda a la
digestión

Comino
Buena fuente de
hierro
Propiedades
anticancerígenas
Ayuda a la
digestión
Se cree que
purifica la
sangre

Azafrán
Ayuda a la digestión
Puede ayudar a curar la depresión
Puede tener propiedades anticancerígenas
Rico en antioxidantes

Pimienta negra
Ayuda a la digestión
Rico en antioxidantes
Propiedades antibacterianas

Pimienta de Cayena
Propiedades antiinflamatorias
Alivia el dolor
Puede ayudar a prevenir las úlceras
Puede ayudar a bajar de peso al acelerar
el metabolismo
Mejora la circulación
Disminuye la producción mucosa

Albahaca
Buena fuente de betacaroteno
Propiedades antiinflamatorias
Propiedades antibacterianas
Rica en antioxidantes

Jengibre
Ayuda a la digestión
Propiedades antiinflamatorias
Optimiza el sistema
inmunológico
Puede proteger contra
el cáncer de colon

Mostaza
Rica en fitonutrientes
Propiedades
antiinflamatorias
Puede mejorar la salud
cardiovascular
Ayuda a la digestión

Orégano

Consejo

PARA LA
DIETA HCG

Lea el libro Pounds and Inches *(Pulgadas y libras) del Dr. A.T.W. Simeons y/o* The Weight Loss Cure They Don't Want You to Know About *(La cura para bajar de peso que nadie quiere divulgar), de Kevin Trudeau. Es importante comprender bien la Dieta HCG antes de comenzarla.*

17

Propiedades antibacterianas
Rico en antioxidantes
Ayuda a la digestión
Puede ayudar a curar los problemas
    respiratorios

Menta
Ayuda a la digestión
Útil en la aromaterapia
Ideal para preparar té
Rica en fitonutrientes

Romero
Propiedades antiinflamatorias
Rico en antioxidantes
Propiedades anticancerígenas
Rico en vitamina E y minerales
Diurético suave
Puede ayudar a desintoxicar el hígado
Puede mejorar la función cerebral
    y la memoria

Salvia
Propiedades antiinflamatorias
Propiedades antimicrobianas
Rica en antioxidantes
Puede mejorar la función cerebral
    y la memoria

Tomillo
Propiedades antibacterianas
Rico en antioxidantes
Puede beneficiar la salud respiratoria
Mejora la circulación
Fortalece el sistema inmunológico

Perejil
Mejora la circulación
Evita el mal aliento
Rico en vitaminas y minerales
Rico en antioxidantes
Diurético leve
Puede mejorar la función renal

Ajo
Propiedades antibacterianas
Propiedades antivirales
Rico en antioxidantes
Puede ayudar a reducir el colesterol

Cebolla
Propiedades antibacterianas
Puede mejorar la salud respiratoria
Puede ayudar a reducir el colesterol
Puede mejorar la salud cardiovascular

Limón
El aceite de limón puede ayudar a disolver
la celulitis (sólo en la fase 3)
Fuente rica de vitamina C
Optimiza el sistema inmunológico
Propiedades antibacterianas
Puede ser útil para desintoxicar el hígado

Especias y saborizantes recomendados

Pimienta de Cayena
Mostaza en polvo
Ajo en polvo
Cebolla en polvo
Pimienta negra
Romero
Tomillo
Orégano salvaje (mejorana)
Azafrán
Curry
Orégano
Comino
Sal rosada del Himalaya
Sal roja de Hawai Alaua y sal negra Stevia
    (viene en polvo o en formato líquido)
Mezclas de aderezos orgánicos (para aves,
    italiano, etc.)
Condimento Old Bay
Mezcla de aderezos Garam masala (mezcla
    de especias india)

Vainilla de Madagascar en polvo (usar con moderación, ya que contiene rastros de maltodextrina)

Cacao (use una variedad sin grasa o con bajo contenido de grasa como Wonderslim y en cantidades limitadas)

Salsa Worcestershire orgánica (verifique el contenido de azúcar)

Aminoácidos líquidos Bragg o caldo compatible

Salsa picante (hecha con pimienta de Cayena, evite los ingredientes no aprobados como el azúcar o el chile jalapeño). Mi preferida es la salsa roja picante Frank.

Vinagre de manzana cruda orgánica Bragg

Saborizante natural con sabor ahumado

Nota: El producto "aminoácidos líquidos Bragg" sólo puede comprarse por Internet o localmente sólo en los Estados Unidos. En caso de no poder conseguirlo, le sugerimos que lo omita de la receta o bien que lo reemplace por un caldo compatible (de carne, pollo o verdura según la receta)

Conteo de calorías para los alimentos de la Dieta HCG

Aquí incluyo los valores nutricionales aproximados y los tamaños de las porciones para las comidas permitidas en la Dieta HCG. Las porciones de proteínas y frutas son muy precisas y exactas, pero las de verduras son una cantidad recomendada o aproximada que puede usar en las recetas. El Dr. Simeons no estableció un límite para las verduras, por lo cual puede usar más o menos en sus recetas. Sólo asegúrese de que su conteo total de calorías del día sea menor a 500.

Proteínas
(los valores pueden variar levemente dependiendo del corte o la variedad)

Pechuga de pollo: 100 gramos contienen: 25 gramos de proteína, 2 gramos de grasa y 135 calorías.

Pescado blanco: 100 gramos contienen: 20 gramos de proteína, 4 gramos de grasa y 120 calorías.

Carne de res magra: 100 gramos contienen: 20 gramos de proteína, 5-10 gramos de grasa (dependiendo del corte) y 140 calorías.

Camarones/langosta/cangrejo: 100 gramos contienen: 20 gramos de proteína, 1,5 gramos de grasa y 100 calorías.

Frutas

1 manzana mediana: 0,5 gramos de proteína, 0 grasa, 80 calorías.

Media toronja: 1 gramo de proteína, 0 grasa, 50 calorías.

5 fresas grandes: 0,5 gramo de proteína, 0 grasa, 30 calorías.

1 naranja mediana: 1 gramo de proteína, 0 grasa, 65 calorías

Verduras

Col (repollo): 2 tazas picado = 1,5 gramos de proteína, 0 grasa y 50 calorías.

Espinaca: 2 tazas picada = 2 gramos de proteína, 0 grasa y 25 calorías.

Tomates (jitomates): 1 ½ taza picados = 3 gramos de proteína, 0 grasa y 50 calorías.

Apio: 1½ taza picado = 1 gramo de proteína, 0 grasa, 25 calorías.

8 rábanos medianos = 1 gramo de proteína, 0 grasa, 18 calorías.

1 pepino mediano = 2 gramos de proteína, 0 grasa, 45 calorías.

Lechuga/hojas verdes varias: 2 tazas cortada en tiras = 0 proteína, 0 grasa, 10 calorías.

Espárragos: 1 ½ taza cocidos = 5 gramos de proteína, 0 grasa y 60 calorías.

Hinojo: 1 ½ taza cocido = 1 gramo de proteína, 0 grasa y 40 calorías.

Achicoria: 1 taza cruda = 1 gramo de proteína, 0 grasa y 15 calorías.

Hojas de remolacha: 1 ½ taza cocidas = 1 gramo de proteína, 0 grasa y 15 calorías.

Acelga: 1 ½ taza cocida = 1 gramo de proteína, 0 grasa y 55 calorías.

Ingredientes varios

Especias secas: 0 proteína, 0 grasa, menos de 10 calorías.

Jengibre fresco: 1 cucharada = 0 proteína, 0 grasa, menos de 5 calorías.

1 diente de ajo = 0 proteína, 0 grasa, menos de 5 calorías.

Cebolla picada: 1 cucharada = 0 proteína, 0 grasa, menos de 5 calorías.

Aminoácidos líquidos Bragg: 1 cucharadita = 0,5 gramo de proteína, 0 grasa, 0 calorías.

Vinagre de manzana: 1 cucharada = 0 proteína, 0 grasa, 0 calorías.

Salsa de pimienta de Cayena: 1 cucharadita. = 0 proteína, 0 grasa, 0 calorías.

Leche descremada: 1 cucharada = 0,2 gramo de proteína, 0 grasa, menos de 5 calorías.

1 tostada Melba = 0,5 gramos de proteína, 0 grasa, 18 calorías.

Jugo de limón: 1 onza (28,4 gramos) = 0 proteína, 0 grasa, 8 calorías.

Caldo de pollo: 1 taza = 1,5 gramos de proteína, 0-1 gramos de grasa, 15 calorías.

Caldo de carne de res: 1 taza = 1 gramo de proteína, 0-1 gramos de grasa, 10 calorías.

Stevia: 0 proteína, 0 grasa, 0 calorías.

Consejo

PARA LA
DIETA HCG

Escoja alimentos orgánicos. Los alimentos orgánicos se cultivan sin hormonas, pesticidas u otros químicos dañinos. La elección de alimentos orgánicos es opcional. Si no come alimentos orgánicos podrá perder peso de todas formas, pero le recomiendo que considere realizar este cambio por el bien de su salud.

Ensalada de pepino dulce japonés

Ingredientes

1 pepino, cortado en rodajas o en cubos
2 cucharadas de vinagre de manzana
1 cucharada de jugo de limón fresco
1 cucharadita de Aminoácidos líquidos Bragg o caldo compatible
1 cucharadita de cebolla finamente picada
Pimienta de Cayena al gusto
Stevia al gusto

Rinde 1 porción
(1 porción de verduras)

2 gramos de proteína

0 grasa

49 calorías

▶ Mezcle todos los ingredientes juntos, marine durante 15 minutos o más y sirva bien fría.

Variaciones: Marine los pepinos en **Marinada dulce de Wasabi.**

Ensalada fría de pollo al curry

Ingredientes

100 gramos de pollo, cortado en cubos
1 manzana, cortada en cubos
1 ½ de taza de apio, cortado en cubos (opcional)
¼ de taza de agua
2 cucharadas de jugo de limón
1 cucharada de cebolla finamente picada
1 diente de ajo, aplastado y picado
¼ de cucharadita de curry en polvo o cantidad al gusto
Una pizca de ajo en polvo
Una pizca de cebolla en polvo
Una pizca de pimienta de Cayena
Una pizca de canela
Una pizca de cúrcuma
Stevia al gusto

Rinde 1 porción
(1 porción de proteína,
1 porción de verdura,
1 porción de fruta)

27 gramos de proteína

3 gramos de grasa

260 calorías

▶ En una sartén pequeña, saltee levemente el pollo en jugo de limón hasta que esté un poco dorado. Agregue ¼ de taza de agua y las especias. Revuelva bien y deje reducir a fuego bajo hasta que el líquido se consuma formando una salsa y el pollo esté bien cocido. Agregue agua según sea necesario hasta obtener la consistencia deseada. Deje enfriar, agregue la manzana y el apio picados (puede omitir el apio) y sirva sobre una ensalada de hojas verdes.

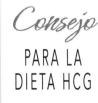

Consejo

PARA LA
DIETA HCG

Diluya el sabor fuerte del vinagre de manzana mezclándolo con un poco de Stevia o con unas cucharaditas de agua o caldo.

Ensalada de langosta

Ingredientes

100 gramos de cola de langosta, cortada en cubos

1½ de taza de apio, cortado en rodajas, bulbo de hinojo cocido al vapor
o tomates (jitomates) (opcional)

1 cucharada de jugo de limón

1 cucharadita de vinagre de manzana

Una pizca de cebolla de verdeo (cebollita de Cambray) picada

Una pizca de estragón

Sal y pimienta negra al gusto

Stevia al gusto

> Mezcle la langosta, los ingredientes líquidos y las especias y sirva sobre
> una ensalada, sobre hojas de rúcula u otra verdura.

Rinde 1 porción
(1 porción de proteína,
1 porción de verdura)

22 gramos de proteína

2 gramos de grasa

140 calorías

MODIFICACIONES
PARA LA FASE 3

Agregue 1-2 cucharadas
de mayonesa o crema
agria. También puede
agregar cualquier tipo
de fruta fresca, como
uvas, una manzana en
cubos o rodajas de pera
caramelizadas con Stevia.
Agregue una pequeña
cantidad de avellanas,
almendras o piñones para
que la ensalada sea más
crujiente.

Ensalada de cangrejo especiada

Ingredientes

100 gramos de cangrejo

1 taza de apio, cortado en cubos (opcional)

1 cucharada de jugo de limón

2 cucharaditas de vinagre de manzana

1 cucharadita de Aminoácidos líquidos Bragg o caldo compatible

1 cucharada de cebolla morada finamente picada

Una pizca de ajo en polvo

Una pizca de cebolla en polvo

Pimienta de Cayena al gusto

Sal y pimienta negra al gusto

Puede reemplazar 1 cucharadita de condimento Old Bay por los ingredientes
en polvo.

> Cocine el cangrejo al vapor y córtelo en trozos medianos. Agregue las cebollas,
> las especias y los ingredientes líquidos. Marine durante 15 minutos o más y
> sirva sobre una ensalada de hojas verdes, o bien agregue el apio picado.

Rinde 1 porción
(1 porción de proteína,
1 porción de verdura)

22 gramos de proteína

2 gramos de grasa

120 calorías

Cóctel de camarones

Ingredientes

100 gramos de camarones crudos (aproximadamente 10 a 12 camarones medianos) cocidos al vapor

Salsa para el cóctel

2 onzas (56 gramos) de pasta de tomate (jitomate)

2 cucharadas de jugo de limón

1 cucharada de vinagre de manzana

1 cucharadita de salsa picante

1/8 de cucharadita de rábano picante o cantidad al gusto

Una pizca de mostaza en polvo

Stevia al gusto

Sal y pimienta al gusto

Agua según sea necesario hasta obtener la consistencia deseada

Rinde 1 porción
(1 porción de proteína,
1 porción de verdura)

24 gramos de proteína

2 gramos de grasa

150 calorías

> Mezcle la pasta de tomate (jitomate), el vinagre, el rábano picante, el jugo de limón y las especias y deje que estas últimas se marinen y la salsa se enfríe. Agregue agua según sea necesario hasta obtener la consistencia deseada. Cocine los camarones al vapor hasta que estén rosados y bien cocidos. Deje enfriar los camarones durante 30 minutos en el refrigerador y sirva con la salsa para el cóctel.

Encurtidos (picles) fríos de pepino y ajo

Ingredientes

Un pepino mediano, cortado en rodajas

4 dientes de ajo, cortados en rodajas finas

Vinagre de manzana

3 cucharadas de jugo de limón

Sal

Rinde 1-2 porciones
(1 porción de verduras)

2 gramos de proteína

0 grasa

50 calorías

> Mezcle todos los ingredientes líquidos. Sale bien las rodajas de pepino. Coloque las rodajas de pepino bien apretadas en un frasco pequeño, alternando rodajas de ajo entre cada capa. Vierta el vinagre de manzana y el jugo de limón en el frasco hasta que el líquido cubra las rodajas. Deje en el refrigerador durante toda la noche. Los encurtidos (picles) se pueden guardar en el refrigerador durante 4 días como máximo. Otra opción es marinar bien las rodajas de pepino en sal, vinagre y ajo y luego usar una prensa para encurtidos o un plato pesado para ejercer presión y quitar el exceso de líquido.

Ensalada c... ...on pollo

Ingredientes
100 gramos de pol...
2 tazas de cualquie...
Una naranja (3 cu... ...antes
en rodajas o trozos ...
1 cucharada de vin...
2 cucharadas de ju...
1 cucharada de am...
Una pizca de jengi...
Una pizca de pimienta de Cayena (opcional)
Stevia al gusto (opcional)
Sal y pimienta negra fresca al gusto

▶ Marine las tiras o trozos de pollo en vinagre de manzana, jugo de limón y las especias. Cocine bien, hasta que se doren un poco. Prepare un aderezo con 3 cucharadas de jugo de limón, aminoácidos líquidos Bragg o caldo compatible, Stevia, pimienta negra, sal y pimienta de Cayena. Puede agregar más vinagre de manzana si lo desea. Pique bien la col (como para la ensalada de col) y mezcle ligeramente con el aderezo. Deje marinar por al menos 20 minutos o durante toda la noche. Decore con el pollo y las rodajas de naranja.

Rinde 1 porción
(1 porción de proteína,
1 porción de verdura,
1 porción de fruta)

28,5 gramos de proteína

3 gramos de grasa

255 calorías

MODIFICACIONES
PARA LA FASE 3:
Agregue un poco de aceite de oliva o de ajonjolí (sésamo), decore con almendras fileteadas o con semillas de ajonjolí (sésamo).

Ensalada fría de espárragos

Ingredientes
1 ½ de taza de puntas de espárragos
3 cucharadas de jugo de limón
Hojas de menta o perejil fresco, picado
2 cucharadas de jugo de alcaparras
1 cucharada de cebolla morada finamente picada
Sal y pimienta al gusto

▶ Cocine levemente los espárragos al vapor hasta que estén tiernos. Marínelos en los jugos y las especias durante al menos 30 minutos y disfrute de su ensalada. Variaciones: Decore con su marinada preferida para cambiar de sabor.

Rinde 1 porción
(1 porción de verduras)

5 gramos de proteína

0 grasa

65 calorías

MODIFICACIONES
PARA LA FASE 3:
Agregue aceite de oliva o un poco de mantequilla (manteca) derretida.

Ensalada de col (repollo) morada

Ingredientes

2 tazas de col (repollo) morada, picada

¼ de taza de vinagre de manzana

2 cucharadas de aminoácidos líquidos Bragg o caldo compatible

3 cucharadas de jugo de limón

¼ de cucharadita de cebolla en polvo

¼ de cucharadita de ajo en polvo

1 diente de ajo finamente picado

1 cucharada de cebolla finamente picada

Pimienta de Cayena al gusto

Stevia al gusto

Sal y pimienta negra al gusto

Rinde 1-2 porciones
(1 porción de verduras)

2 gramos de proteína

0 grasa

60 calorías

MODIFICACIONES
PARA LA FASE 3:
Agregue aceite de oliva o
de semillas de lino. Cubra
con un poco de tocino o
queso Gorgonzola.

▶ Mezcle las especias con los ingredientes líquidos. Cubra bien toda la col (repollo) con el aderezo y deje marinar durante 1 a 2 horas o durante toda la noche para que se fusionen los sabores.

Ensalada de pepinos y naranja

Ingredientes

1 pepino, cortado en rodajas

Rodajas de naranja (1 naranja)

Jugo de 3 gajos de naranja

1 cucharada de jugo de limón

1 cucharadita de vinagre de man

1 cucharadita de estragón fresco

1 cucharada de cebolla morada,

Sal y pimienta al gusto

Stevia al gusto

Hojas de menta fresca, picadas

Rinde una porción
(1 porción de verdura,
1 porción de fruta)

3 gramos de proteína

0 grasa

115 calorías

MODIFICACIONES
PARA LA FASE 3:
Agregue un poco de
aceite de avellanas,
decore con piñones
tostados.

▶ Mezcle el vinagre de manzan
bien. Agregue el pepino y las
al gusto. Marine durante 30 m

Ensalada de col (repollo)/
Ensalada de manzana

Ingredientes

2 tazas de col (repollo), picada
1 manzana, cortada en cubos (opcional)
2 cucharadas de jugo de limón
1 cucharada de vinagre de manzana
¼ de cucharadita de ajo en polvo
Una pizca de mostaza en polvo
Una pizca de canela (opcional)
Sal y pimienta al gusto
Stevia al gusto

▶ Corte la col (repollo) en tiras muy finas. Agregue el jugo de limón y las especias. Deje marinar por 30 minutos o durante toda la noche. Agregue las manzanas y 1/8 de cucharadita de canela para lograr una ensalada de manzana.

Rinde 1-2 porciones
(1 porción de verduras –
ensalada de col)
(1 porción de verdura,
1 porción de fruta –
ensalada de manzana)

2 gramos de proteína

0 grasa

145 calorías

MODIFICACIONES
PARA LA FASE 3:
Agregue mayonesa
o yogur natural estilo
griego para lograr una
textura más cremosa.

Ensalada de cítricos e hinojo

Ingredientes

¼ de toronja, cortada en trozos medianos. Puede usar 1 naranja en gajos
Un bulbo de hinojo, cocido al vapor
2 cucharadas de jugo de limón
Menta o cilantro, picados
Stevia al gusto

▶ Corte el bulbo de hinojo en rodajas y el cítrico en trozos. Mezcle los ingredientes en un bol. Mezcle bien y deje enfriar.

Rinde una porción
(1 porción de verdura,
1 porción de fruta)

2 gramos de proteína

0 grasa

90 calorías

MODIFICACIONES
PARA LA FASE 3:
Agregue un poco de
aceite de avellanas y
decore con piñones
tostados.

Ensalada tailandesa de pepino picante

Ingredientes

1 pepino entero, cortado en juliar
1 cucharada de aminoácidos líqu
2 cucharadas de jugo de limón
2 cucharadas de caldo de verdura
1 cucharada de cebollita de Camb
1 diente de ajo, aplastado y picade
1 hoja de albahaca, enrollada y cc
1 cucharadita de hojas de cilantro
1/8 de cucharadita de escamas (hojuelas) de chile rojo
Sal y pimienta al gusto
Stevia al gusto

> Pique el pepino en juliana. Mezcle los ingredientes líquidos con el ajo, la cebolla, las hierbas frescas y las escamas (hojuelas) de chile. Agregue el pepino y cubra bien con la mezcla de especias. Deje marinar por 10 minutos o durante toda la noche.

Rinde 1-2 porciones
(1 porción de verduras)

2 gramos de proteína

1 gramo de grasa

50 calorías

MODIFICACIONES PARA LA FASE 3:
Agregue un poco de aceite de ajonjolí (sésamo) o de chile (ají). Agregue pimientos picados u otras verduras. Decore con una cucharada de cacahuates (maníes) picados.

Ensalada dulce y crujiente de pollo y manzana

Ingredientes

100 gramos de pollo, cocido y cortado en cubos
1 manzana, cortada en cubos
1 ½ taza de apio, cortado en cubos
3 cucharadas de jugo de limón
1/8 de cucharadita de canela
Una pizca de nuez moscada
Una pizca de cardamomo
Una pizca de sal
Stevia al gusto
Una rodaja de limón

> Mezcle todos los ingredientes. Rocíe con Stevia y canela. Deje enfriar durante 20 minutos. Sirva con una rodaja de limón y disfrute.

Rinde una porción
(1 porción de proteína,
1 porción de verdura,
1 porción de fruta)

27 gramos de proteína,

2 gramos de grasa

255 calorías

MODIFICACIONES PARA LA FASE 3:
Agregue nueces o almendras picadas. Agregue yogur natural estilo griego sin azúcar o 1 cucharada de mayonesa para obtener una textura más cremosa.

Ensalada de apio al curry

Ingredientes

1 ½ taza de apio, cortado en cubos
1 cucharada de aminoácidos líquidos Bragg o caldo compatible
3 cucharadas de jugo de limón
1 cucharada de vinagre de manzana
1 cucharada de cebollita de Cambray (cebolla de verdeo), picada
Curry al gusto
Stevia al gusto

Rinde una porción
(1 porción de verduras)

1 gramo de proteína

0 grasa

27 calorías

> Agregue las especias a los ingredientes líquidos y mezcle bien. Cubra bien el apio y deje que los sabores se marinen durante 20-30 minutos y luego sirva.

Ceviche

Ingredientes

100 gramos de pescado blanco o camarones, cocidos y luego enfriados
3 cucharadas de jugo de limón o lima
1 ½ taza de tomates (jitomates), cortados en cubos
1 cucharada de cebolla picada
1 diente de ajo, aplastado y picado
Cilantro fresco, picado
Una pizca de salsa picante
Sal y pimienta al gusto

Rinde una porción
(1 porción de proteína,
1 porción de verdura)

23 gramos de proteína

4 gramos de grasa

175 calorías

MODIFICACIONES
PARA LA FASE 3:
Agregue jalapeño picado
y otro tipo de mariscos.
Sirva sobre queso crema
para disfrutar de una
salsa de verduras. Si
desea un ceviche más
dulce, pruebe agregar
algunas frutas frescas.

> Cocine el pescado o los camarones al vapor. Agregue el limón, la cebolla, el ajo y el cilantro picado. Vierta los tomates en cubos y la salsa picante. Deje enfriar y marinar los ingredientes en el refrigerador. Tradicionalmente, el ceviche no se cocina. Los ácidos de los cítricos "cocinan" el pescado. Ésta es una alternativa para cocinar los camarones o el pescado.

Ensalada fría de hinojo

Ingredientes

1½ taza de bulbo de hinojo, cocido al vapor y cortado

2 cucharadas de jugo de limón

1 cucharadita de vinagre de manzana (opcional)

1 cucharadita de cebolla morada, picada

Una pizca de cúrcuma

Sal y pimienta al gusto

Stevia al gusto

Hojas de menta fresca, picadas (opcional)

Rinde una porción
(1 porción de verduras)

1 gramo de proteína

0 grasa

45 calorías

Cocine el hinojo al vapor hasta que el bulbo esté tierno. Marine el hinojo en el vinagre y las especias o en cualquier marinada y deje enfriar hasta que esté listo para servir. Sirva con el jugo de limón o de otra fruta.
Agregue sal y pimienta al gusto. Combina bien con manzanas picadas o rodajas de naranja. (Sólo use la naranja si ha marinado el hinojo con jugo de naranja, recuerde no mezclar las frutas.)

Ensalada de pepino y fresa

Ingredientes

1 pepino entero

3 fresas grandes, cortadas en rodajas

1 porción de **vinagreta de fresa**

Pimienta blanca fresca molida

Stevia al gusto

Rinde 1-2 porciones
(1 porción de verdura,
1 porción de fruta)

2 gramos de proteína

0 grasa

78 calorías

Corte en rodajas las fresas y el pepino. Agregue el aderezo, la Stevia y la pimienta a las fresas. Deje marinar por al menos 10 minutos.

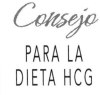

Consejo

PARA LA
DIETA HCG

Prepare una ensalada como guarnición o como entrada con anticipación para tener una comida rápida.

Ensalada china de pollo

Ingredientes
100 gramos de pechuga d...
2 tazas de col (repollo), p...
1 cucharada de aminoáci...
1 cucharada de vinagre d...
1 cucharada de cebollita...
1 diente de ajo, aplastad...
1 cucharadita de jengib...
de jengibre en polvo)
Una pizca de escamas (hojuelas)...
Stevia al gusto
Sal y pimienta al gusto

Dore el pollo con el jugo de limón, la cucharadita de aminoácidos líquidos Bragg o caldo compatible, el ajo y la cebolla. Corte la col (repollo) en tiras finas. Cocine al vapor levemente hasta que esté cocida. Quite el exceso de líquido. Agregue el pollo, el jengibre, sal y pimienta, y deje enfriar. Rocíe con más aminoácidos líquidos Bragg o caldo compatible.

Rinde una porción
(1 porción de proteína,
1 porción de verdura)
27 gramos de proteína
2 gramos de grasa
190 calorías

MODIFICACIONES
PARA LA FASE 3: Rocíe
con aceite de ajonjolí
(sésamo). Agregue otras
verduras, como pimiento
y hongos. Rocíe con
almendras tostadas
o semillas de ajonjolí
(sésamo).

Ensalada de espárragos y manzana

Ingredientes
1½ taza de espárragos, picados
1 manzana, cortada en cubos
4 cucharadas de jugo de limón y agua, en cantidad necesaria
¼ de cucharadita de Garam Masala o canela
1 cucharada de cebolla, finamente picada
Sal y pimienta al gusto
Stevia al gusto

Marine los espárragos en la vinagreta durante unos 10 minutos. Saltee ligeramente los espárragos en jugo de limón hasta que estén un poco cocidos. Agregue la cebolla picada, la manzana y las especias. Agregue sal, pimienta y Stevia al gusto. Deje enfriar en el refrigerador durante 10 minutos y sirva como ensalada o caliente como guarnición.

Rinde una porción
(1 porción de verdura,
1 porción de fruta)
6 gramos de proteína
0 grasa
150 calorías

Ensalada de rúcula con pollo y fruta

Ingredientes
100 gramos de pollo
2 tazas de hojas de rúcula
Rodajas de manzana, naranja, toronja o toronja (la fruta que usted elija)
Aderezo hecho con su selección de fruta congelada
1 cucharada de cebolla morada picada
Sal y pimienta al gusto

Rinde una porción
(1 porción de proteína,
1 porción de verdura,
1 porción de fruta)

25 gramos de proteína

2 gramos de grasa

185-245 calorías
(dependiendo de la fruta
que use)

▶ Cocine el pollo con una poca de jugo de limón y agua hasta que esté un poco dorado. Prepare y lave la rúcula. Distribuya las tiras de pollo sobre la ensalada de rúcula y agregue la fruta y el aderezo hecho con la fruta que usted elija.

Ejemplos: **Vinagreta de fresa, vinagreta de toronja, aderezo picante de naranja**, etc. Vea las recetas de aderezos, salsas y marinadas.

Ensalada de rábano picante

Ingredientes
2 tazas de col (repollo), finamente picada
¼ de taza de vinagre de manzana
3 cucharadas de caldo (de carne de res, de verdura o de pollo)
1 cucharada de aminoácidos líquidos Bragg o caldo compatible
1 cucharada de jugo de limón
1 cucharada de cebolla morada, picada
¼ de cucharadita de rábano picante o varíe la cantidad al gusto
Una pizca de semillas de apio
Sal y pimienta negra al gusto

Rinde 1-2 porciones
(1 porción de verduras)

2 gramos de proteína

0,5 gramo de grasa

60 calorías

MODIFICACIONES
PARA LA FASE 3:
agregue ¼ de taza de
mayonesa. Omita el jugo
de limón y el vinagre.

▶ Pique finamente la col (repollo). Elimine las partes duras. En un recipiente pequeño, mezcle los ingredientes líquidos, el rábano picante y las especias. Agregue el aderezo a la col. Deje marinar por al menos una hora o durante toda la noche.

Tostada Melba con mermelada de fresa

Ingredientes
1 tostada Melba
5 fresas grandes
Stevia al gusto

Rinde una porción
(1 porción de tostada
Melba, 1 porción de fruta)

1 gramo de proteína

0 grasa

45 calorías

Procese las fresas frescas con Stevia y sirva sobre una tostada Melba o esparza una tostada Melba triturada sobre puré de fresas para obtener una buena textura crujiente.

Variaciones: Agregue un poco de vainilla o canela en polvo a la tostada Melba triturada para acentuar el sabor.

Crutones de Melba

De canela

Ingredientes
1 porción de tostada Melba
Jugo de limón
Una pizca de canela
Nuez moscada
Stevia en polvo

Rinde una porción
(1 porción de
tostada Melba)

0,5 gramo de proteína

0 grasa

22 calorías

De ajo

Ingredientes
1 porción de tostada Melba
Jugo de limón
Una pizca de ajo en polvo
Una pizca de cebolla en polvo
Páprika
Sal y pimienta al gusto

Rocíe la tostada Melba con el jugo de limón y las especias y cocine durante 5 minutos en un horno a 350 grados o esparza sobre ella sus especias favoritas.

Consejo
PARA LA
DIETA HCG

Tenga siempre porciones adicionales de verduras permitidas por si tiene hambre. El Dr. Simeons no pone un límite específico a las verduras. He colocado cantidades estándar en las recetas a modo de guía. Puede agregar más verduras a sus comidas, siempre y cuando no superen las 500 calorías diarias.

Tostada Melba con pepino picante

Ingredientes
1 tostada Melba
2-3 rodajas de pepino (sirva con el resto del pepino a un costado)
1 cucharada de vinagre de manzana
Una pizca de cebolla morada, picada
Una pizca de cebolla y ajo en polvo al gusto
Una pizca de pimienta de Cayena o escamas (hojuelas) de chile
Sal y pimienta al gusto

Rinde una porción
(1 porción de
tostada Melba,
1 porción de verdura)

2,5 gramos de proteína

0 grasa

62 calorías

▶ Combine las especias con el vinagre de manzana. Marine las rodajas de pepino en la mezcla de especias. Decore la tostada Melba con el pepino y coloque la cebolla por encima. Conserve el pepino restante para un bocadillo adicional. Variaciones: Rocíe las migas de tostada sobre una ensalada de pepinos.

Ensalada de pollo con tiras de apio

Ingredientes
100 gramos de pollo
1 ½ taza de apio, picado
1 cucharada de aminoácidos líquidos Bragg o caldo compatible
1 cucharada de jugo de limón
1 cucharadita de vinagre de manzana
¼ de cucharadita de condimento orgánico para aves
1 cucharada de cebolla picada
Sal y pimienta al gusto

Rinde una porción
(1 porción de proteína,
1 porción de verdura)

26 gramos de proteína

2 gramos de grasa

165 calorías

▶ Cocine el pollo en un poco de agua o caldo de pollo. Pique finamente todos los ingredientes. Agregue las especias y el resto de los ingredientes líquidos. Sirva con los palitos de apio o mezcle el apio en cubos y su aderezo o salsa favorita.

Aclaración: Cuando prepare una marinada en la que se utilice una porción de una fruta o verdura, asegúrese de comer el resto de la fruta o verdura como parte de esa comida, con el objeto de comer una porción completa.

Vinagreta de fresa (ideal para una ensalada de rúcula)

Ingredientes
2 fresas
1 cucharada de vinagre de manzana
1 cucharada de jugo de limón
Stevia al gusto
Una pizca de sal
Una pizca de pimienta de Cayena (opcional)
Pimienta negra fresca, molida al gusto
Stevia al gusto

Rinde una porción
(1 porción de fruta)

0 proteína

0 grasa

10 calorías

Coloque todos los ingredientes en una procesadora. Procese hasta que quede suave. Coloque el puré sobre una ensalada de hojas verdes o de rúcula. Decore con fresas en rodajas y pimienta negra fresca molida.
Variaciones: Use como marinada o salsa para un pollo.

Aderezo/marinada sabrosa de eneldo

Ingredientes
Eneldo fresco, picado
2 cucharadas de jugo de limón
2 cucharadas de vinagre de manzana
2 cucharadas de caldo de pollo o verduras
½ cucharadita de mezcla de condimento Old Bay
Sal y pimienta al gusto

Rinde una porción

0 proteína

0 grasa

5 calorías

Mezcle los ingredientes, deje marinar por 30 minutos o más y sirva con pescado o como aderezo para verduras o ensalada. Para usar como marinada, duplique o triplique los ingredientes según sea necesario.

Marinada de naranja y estragón

Ingredientes

¼ de taza de caldo de pollo o de verdura
2 cucharadas de vinagre de manzana
½ naranja exprimida
1 diente de ajo, aplastado y picado
1 cucharadita de estragón fresco, picado
¼ de cucharadita de cebolla en polvo
Sal y pimienta al gusto

Rinde una porción
(1 porción de fruta)

1 gramo de proteína

0,5 gramo de grasa

35 calorías

Mezcle los ingredientes líquidos con las especias y cocine a fuego bajo por 3 minutos. Retire del fuego y deje enfriar. Marine el pollo o el pescado por 20 minutos o más. Cocine su proteína (pollo, pescado o carne de res) en la marinada restante. Desglase la sartén periódicamente con un poco de agua. Guarde la salsa y agregue vinagre de manzana para obtener un aderezo para ensaladas. Sirva sobre una ensalada de hojas verdes o sobre otra verdura

Infusión de vinagre al estragón

Ingredientes

¼ de taza de vinagre de manzana
Estragón fresco

Rinde varias porciones

0 proteína

0 grasa

0 calorías

Mezcle el vinagre con el estragón fresco en un frasco con tapa. Aplaste o enrolle el estragón para que suelte un poco de sabor. Deje que los sabores se fusionen con el vinagre durante toda la noche. Use como marinada para pescado o como base de un aderezo. Agregue sal y pimienta al gusto. Dura hasta una semana.

Aderezo/marinada de jengibre y cítricos

Ingredientes
1 cucharada de jugo de limón
2 cucharadas de jugo de naranja
1 cucharadita de vinagre de manzana
1 cucharada de aminoácidos líquidos Bragg o caldo compatible
Jengibre, fresco o molido al gusto
Sal y pimienta negra fresca al gusto
Stevia al gusto

Rinde 1-2 porciones
(1 porción de fruta) sirva
con rodajas de naranja
para completar su
porción de fruta

0,5 gramo de proteína

0 grasa

Menos de 5 calorías

▷ Mezcle las especias con los ingredientes líquidos. Coloque sobre una ensalada o duplique la receta para usar como marinada. Caliente ligeramente para realzar los sabores.

Salsa Teriyaki

Ingredientes
½ taza de caldo de carne de res o de pollo
(dependiendo de su opción de proteína)
3 cucharadas de aminoácidos líquidos Bragg o caldo compatible
2 cucharadas de vinagre de manzana
Jugo de naranja (jugo de 4 gajos)
2 cucharadas de jugo de limón
1 cucharada de cebolla, finamente picada
1 cucharadita de ajo en polvo
1 cucharadita de cebolla en polvo
½ cucharadita de jengibre en polvo o fresco y rallado
2 dientes de ajo finamente picados
Ralladura de limón y/o naranja al gusto
Stevia al gusto

Rinde 1-2 porciones
(1 porción de fruta)

0,5 gramo de proteína

0,5 gramo de grasa

20 calorías

▷ Mezcle todos los ingredientes en una sartén pequeña y hiérvalos. Baje el fuego y deje reducir por 20 minutos o hasta que el líquido se consuma. Cuanto más reduzca la preparación, mejor será el sabor. A medida que el líquido se reduce, desglase la sartén con un poco de agua o caldo para intensificar los sabores. Disfrute como salsa o glaseado para pollo o carne de res.

Marinada/salsa de rábano picante

Ingredientes

¼ de taza de caldo de carne de res

1 cucharadita de rábano picante o cantidad al gusto

½ cucharadita de ajo en polvo

¼ de cucharadita de páprika

Rinde 1-2 porciones

0,5 gramo de proteína

0 grasa

5 calorías

▶ Revuelva todos los ingredientes y caliente la salsa en una sartén pequeña. Vierta en un recipiente para salsas o use como salsa o marinada y disfrútela con platos de carne de res.

Ketchup

Ingredientes

2 cucharadas de pasta de tomate (jitomate)

3 cucharadas de vinagre de manzana

1 cucharada de jugo de limón

¼ de cucharadita de sal de apio

½ cucharadita de páprika

¼ de cucharadita de mostaza en polvo

Una pizca de nuez moscada y clavo de olor

Una pizca de pimienta negra

¼ de cucharadita de cebolla en polvo

¼ de cucharadita de ajo en polvo

Stevia al gusto

Rinde 2 porciones
(1 porción de verduras)

0,5 gramo de proteína

0 grasa

20 calorías por porción

▶ Disuelva las especias en vinagre y jugo de limón. Agregue la pasta de tomate (jitomate) y mezcle bien. Agregue más jugo de limón, vinagre o un poco de agua hasta alcanzar la consistencia deseada.

Consejo

PARA LA
DIETA HCG

Disfrute de los aminoácidos líquidos Bragg. Es un producto que uso en muchas de mis recetas. Uso los aminoácidos líquidos como sustituto de la salsa de soja (soya) tradicional. A diferencia de la salsa de soja común, no parece tener un efecto negativo sobre la reducción de peso en la Dieta HCG.

Salsa Marinara

Ingredientes

1½ taza de tomates, (jitomates) picados o cortados más pequeños,
si desea aumentar la cantidad.

1 taza de caldo de pollo o verdura

Lata de 16 onzas (450 gramos) de pasta de tomate (jitomate)

1 cucharada de albahaca seca o fresca, picada al gusto

2 cucharadas de cebolla picada

2 dientes de ajo, aplastados y picados

1 cucharadita de orégano seco

Pimienta de Cayena al gusto

Una pizca de orégano salvaje (mejorana)

Sal y pimienta al gusto

Rinde 3 porciones
(1 porción de verduras)

2 gramos de proteína

1 gramo de grasa

71 calorías por porción

Corte los tomates (jitomates) o hágalos puré en una procesadora para obtener una textura más suave, agregue las especias y caliente en una sartén. Deje cocinar a fuego bajo durante 30 minutos a una hora. Deje que el líquido se reduzca o agregue más agua hasta obtener la consistencia deseada.

Aderezo picante de tomate (jitomate)

Ingredientes

1 ½ taza de tomates (jitomates) picados

3 onzas (85 gramos) de pasta de tomate (jitomate)

1 diente de ajo, aplastado y picado

1 cucharadita de mostaza en polvo

2 cucharadas de jugo de limón

½ cucharadita de comino molido

½ cucharadita de chile en polvo

Una pizca de pimienta de Cayena

Sal y pimienta negra al gusto

Vinagre de manzana al gusto

Rinde 4 porciones
(1 porción de verduras)

1 gramo de proteína

0 grasa

32 calorías por porción

Coloque el tomate y el ajo en la procesadora y hágalo puré. Agregue la mostaza, el jugo de limón, el comino, el chile en polvo, la pimienta de Cayena, la sal y la salsa de tomate (jitomate). Procese hasta obtener una textura suave. Coloque en un frasco y refrigere. Revuelva antes de usar.

Mostaza casera

Ingredientes

2 cucharadas de mostaza en polvo
1 cucharada de ajo en polvo
1 cucharada de cebolla en polvo
½ cucharadita de jengibre molido
½ cucharadita de rábano picante rallado (opcional)
½ taza de vinagre de manzana
¼ de taza de agua
1 cucharada de jugo de limón
Stevia al gusto

Rinde 1-2 porciones
0 proteína
0 grasa
10 calorías

▷ Mezcle bien todos los ingredientes y caliente en una sartén de 2 a 3 minutos. Envase la mostaza en caliente dentro de un frasco y cubra con jugo de limón. Agregue la cantidad necesaria de agua hasta obtener la consistencia deseada. La mostaza dura hasta dos semanas en el refrigerador.

Vinagreta de toronja

Ingredientes

Jugo de tres gajos de toronja
1 cucharada de jugo de limón
1 cucharadita de vinagre de manzana (opcional)
Stevia al gusto

Rinde 1-2 porciones
(1 porción de fruta cuando come el resto con su comida)
0,5 gramo de proteína
0 grasa
25 calorías

▷ Mezcle los jugos con el vinagre. Agregue Stevia al gusto. Vierta sobre una ensalada de hojas verdes y decore con el resto de los gajos de toronja. Use como marinada para pescado, camarones o pollo. Agregue sal y pimienta fresca molida.

Vinagreta de tomate (jitomate) y albahaca

Ingredientes

3 cucharadas de pasta de tomate (jitomate)

3 cucharadas de vinagre de manzana

2 cucharadas de jugo de limón

¼ de taza de agua, caldo de pollo o verdura

1 cucharada de cebolla picada

½ cucharadita de ajo en polvo

½ cucharadita de cebolla en polvo

1 cucharada de albahaca seca o fresca, picada al gusto

1/8 de cucharadita de orégano

Pimienta de Cayena al gusto

Stevia al gusto

Rinde 2-3 porciones
(1 porción de verduras)

0,5 gramo de proteína

0 grasa

20 calorías por porción

▶ Mezcle todos los ingredientes en una sartén pequeña y caliente levemente hasta alcanzar el punto de hervor. Ajuste la cantidad de líquido para lograr la consistencia deseada, agregando un poco más de agua o caldo. Retire del fuego y deje enfriar. Coloque sobre una ensalada con pimienta negra recién molida.

Vinagreta italiana

Ingredientes

½ taza de caldo de pollo o de verdura

2 cucharadas de vinagre de manzana

2 cucharadas de jugo de limón

1 cucharada de mezcla de especias italianas orgánicas

2 cucharadas de cebolla, finamente picada

½ cucharadita de ajo en polvo

½ cucharadita de cebolla en polvo

Rinde 2 o más porciones

0 proteína

0 grasa

5 calorías por porción

MODIFICACIONES
PARA LA FASE 3:
Agregue aceite de oliva u omita el jugo de limón y coloque crema agria o mayonesa para obtener un aderezo italiano cremoso.

▶ Mezcle los ingredientes en una sartén pequeña. Caliente a fuego bajo durante 5 minutos para combinar los sabores. Retire del fuego, deje enfriar y sirva como aderezo o úselo como marinada.

Salsa/aderezo estilo cajún picante

Ingredientes

3 cucharadas de vinagre de manzana
1 cucharada de jugo de limón
Una pizca de ajo en polvo
Una pizca de cebolla en polvo
Pimienta de Cayena al gusto
Sal y pimienta negra al gusto
¼ de cucharadita de mezcla de condimento Old Bay (opcional)
Stevia (opcional)

Rinde 1-2 porciones

0 proteína

0 grasa

5 calorías

▶ Mezcle los ingredientes en un recipiente pequeño y vierta sobre una ensalada. También puede usar esta preparación como salsa o marinada para vegetales o pescado.

Salsa

Ingredientes

1 ½ taza de tomates (jitomates) frescos, picados
3 cucharadas de jugo de limón
1 cucharada de vinagre de manzana (opcional)
2 dientes de ajo, aplastados y picados
2 cucharadas de cebolla finamente picada
¼ de cucharadita de chile en polvo
¼ de cucharadita de orégano fresco o seco
Pimienta de Cayena al gusto
Cilantro fresco, picado
Sal y pimienta al gusto

Rinde 2 porciones
(1 porción de verduras)

1 gramo de proteína

0 grasa

26 calorías por porción

MODIFICACIONES
PARA LA FASE 3:
Agregue jalapeños picados o chiles chipotle. Mezcle con un poco de aguacate (palta) para preparar un guacamole. Sirva la salsa sobre un trozo de queso crema para disfrutar como salsa para vegetales.

▶ Ponga los ingredientes en una procesadora para obtener una salsa suave o pique los ingredientes a mano para conseguir una salsa más crujiente.

Agregue las especias y enfríe durante 10 minutos o más en el refrigerador para que los sabores se fusionen.

Salsa barbacoa

Ingredientes

3 onzas (85 gramos) de pasta de tomate
¼ de taza de vinagre de manzana
3 cucharadas de jugo de limón
1 cucharada de salsa picante
1 cucharada de cebolla picada
3 dientes de ajo, aplastados y picados
¼ de cucharadita de chile en polvo
Saborizante de humo líquido al gusto
½ cucharadita de salsa Worcestershire
½ cucharadita de ajo en polvo
½ cucharadita de cebolla en polvo
1 cucharada de perejil picado
Stevia al gusto (pruebe con un toque de Stevia líquida sabor chocolate, para más sabor)
Pimienta de Cayena al gusto
Sal y pimienta al gusto
Cantidad necesaria de agua hasta obtener la consistencia deseada

Rinde 2 porciones
(1 porción de verduras)

0,5 gramo de proteína

0 grasa

38 calorías por porción

Mezcle bien todos los ingredientes en una sartén pequeña, y hierva. Baje el fuego y reduzca durante al menos 5 minutos. Vaya agregando un poco de agua para obtener la consistencia adecuada y para asegurar que no se queme. Use como salsa barbacoa para pollo o carne de res.

Confitura de manzana marinada

Ingredientes

1 manzana, finamente picada
1 tallo de apio, picado (opcional)
2 cucharadas de vinagre de manzana
2 cucharadas de jugo de limón
1 cucharadita de cebolla morada, picada
Una pizca de salsa Worcestershire
Sal y pimienta al gusto
Stevia al gusto

Rinde una porción
(1 porción de verdura,
1 porción de fruta)

1 gramo de proteína

0 grasa

120 calorías

Mezcle la manzana con el apio. Disuelva las especias en los ingredientes líquidos y vierta sobre la mezcla de manzanas. Mezcle bien y deje que los ingredientes se marinen durante 30 minutos o más para que los sabores se fusionen.

Salsa/marinada dulce de wasabi

Ingredientes
¼ de cucharadita de wasabi (rábano picante japonés) en polvo
o cantidad al gusto
2 cucharadas o más de aminoácidos líquidos Bragg o caldo compatible
1 cucharada de jugo de limón
Stevia al gusto

Rinde una porción
0 proteína
0 grasa
5 calorías

▶ Mezcle el wasabi con las cucharadas de aminoácidos líquidos y agregue jugo de limón y Stevia al gusto.

Aderezo/marinada dulce de naranja

Ingredientes
Jugo de 3 gajos de naranja
2 cucharadas de jugo de limón
1 cucharadita de vinagre de manzana (opcional)
¼ de cucharadita de jengibre en polvo
Una pizca de cúrcuma
Una pizca de ralladura de naranja
Stevia al gusto

Rinde una porción (1 porción de fruta)
0,5 gramo de proteína
0 grasa
20 calorías

▶ Disuelva las especias y la Stevia en la mezcla de jugos. Caliente levemente el aderezo en una sartén y luego deje enfriar hasta que esté listo para usar. Puede duplicar o triplicar la receta para obtener una marinada. Sirva con el resto de los gajos de naranja.

Aderezo francés

Ingredientes
¼ de taza de caldo de carne de res
2 cucharadas de vinagre de manzana
2 cucharadas de jugo de limón
1 diente de ajo, aplastado y picado
¼ de cucharadita de rábano picante o cantidad al gusto
¼ de cucharadita de páprika
1/8 de cucharadita de mostaza en polvo
Pimienta de Cayena al gusto
Stevia al gusto

Rinde 2 porciones
0 proteína
0 grasa
10 calorías

▶ Disuelva las especias en el caldo, el vinagre y el jugo de limón. Mezcle bien y caliente un poco sobre una sartén. Deje enfriar y sirva sobre una ensalada de hojas verdes o sobre otra verdura.

Aderezo agridulce de mostaza

Ingredientes
2 cucharadas de **mostaza casera** (consultar receta)
2 cucharadas de vinagre de manzana
2 cucharadas de jugo de limón
1 cucharada de aminoácidos líquidos Bragg o caldo compatible
Una pizca de cúrcuma
1 diente de ajo finamente picado
1 cucharada de cebolla picada
Stevia al gusto
Agua hasta lograr la consistencia deseada

Rinde 1-2 porciones
0 proteína
0 grasa
5 calorías por porción

> Disuelva las especias en los ingredientes líquidos. Mezcle bien y caliente un poco sobre una sartén. Agregue un poco de agua o vinagre hasta obtener la consistencia deseada.

Aderezo/marinada de limón y pimienta

Ingredientes
4 cucharadas de jugo de limón
3 cucharadas de caldo de pollo o verduras
Sal y pimienta negra al gusto
Stevia al gusto (opcional)

Rinde 1-2 porciones
0 proteína
0 grasa
3 calorías por porción

> Mezcle todos los ingredientes. Marine la proteína durante 20 minutos o más.

Consejo

PARA LA
DIETA HCG

Ajuste la cantidad de especias de la receta según su gusto personal. Si le parece que una receta tiene demasiada cantidad de una especia fuerte, ajústela a su paladar

Salsa de naranja especiada

Ingredientes

½ naranja, levemente exprimida con su cáscara
½ limón, levemente exprimido con su cáscara
½ taza de agua
1 cucharada de cebollita de Cambray (cebolla de verdeo) picada
1 diente de ajo picado
¼ de cucharadita de jengibre en polvo
¼ de cucharadita de ajo en polvo
Una pizca de ralladura de naranja y limón
Una pizca de pimienta de Cayena
Stevia al gusto

Rinde 1-2 porciones
(1 porción de fruta)

0,5 gramo de proteína

1 gramo de grasa

25 calorías por porción

En una sartén pequeña, agregue la naranja levemente exprimida con su cáscara y el ½ limón con cáscara al agua. Hierva, baje el fuego y deje reducir, agregando agua según sea necesario. Cocine a fuego bajo hasta que la pulpa se desprenda de la cáscara. Raspe la pulpa y deseche las cáscaras. Continúe revolviendo y reduciendo el líquido hasta la mitad, hasta llegar a la consistencia deseada. Agregue la cebolla, la Stevia y las especias. Agregue pollo, pescado blanco o carne de res y saltee o vierta la salsa de naranja especiada sobre su proteína elegida ya cocida. Sirva con el resto de los gajos de naranja para decorar.

Infusión/marinada de estragón y ajo

Ingredientes

2-3 ramas de estragón fresco
½ taza de vinagre de manzana
2 cucharadas de jugo de limón
2 dientes de ajo, aplastados y picados
1 cucharada de cebolla, cortada en cubos
1 cucharada de sal
Pimienta negra o blanca molida

Rinde 1-2 porciones

0 proteína

0 grasa

Menos de 5 calorías

Vierta el vinagre y el jugo de limón en un frasco con tapa. Agregue las ramitas de estragón, el ajo, la cebolla y las especias. Deje marinar toda la noche o hasta una semana. Disfrute de esta preparación con pescado, pollo o como marinada o aderezo.

Sopa de tomate (jitomate) con albahaca

Ingredientes
2 tazas de caldo de pollo o verdura (o sustituya 1 de las tazas de caldo
por 1 taza de agua)
3 tazas de tomates (jitomates) frescos, picados
3 onzas (85 gramos) de pasta de tomate
4-6 hojas de albahaca fresca, cortada en tiras
1-2 dientes de ajo, aplastados y picados
2 cucharadas de cebolla picada
1 cucharadita de ajo en polvo
¼ de cucharadita de orégano seco
Una pizca de orégano salvaje (mejorana)
Sal y pimienta negra al gusto

Rinde 2 porciones
(1 porción de verduras)

3 gramos de proteína

2 gramos de grasa

105 calorías por porción

> Triture todos los ingredientes en una procesadora o licuadora. Vierta en
> una sartén y caliente hasta que hierva. Baje el fuego y cocine a fuego lento
> durante 20 a 30 minutos. Sirva caliente, adorne con hojas de albahaca
fresca o con perejil.

Sopa de pollo y col (repollo)
(sustituya por carne de res y caldo de carne)

Ingredientes
100 gramos de pollo
1½ taza de col (repollo)
2 tazas de caldo de pollo (o sustituya 1 taza de agua por 1 taza de caldo)
2 cucharadas de aminoácidos líquidos Bragg o caldo compatible (opcional)
2 dientes de ajo, aplastados y picados
1 cucharada de cebolla picada
¼ de cucharadita de tomillo
¼ de cucharadita de romero
Pimienta de Cayena al gusto
Sal y pimienta al gusto

Rinde una porción
(1 porción de proteína,
1 porción de verdura)

28 gramos de proteína

3 gramos de grasa

225 calorías

> Mezcle el pollo con las especias en una sartén mediana. Hierva el caldo.
> Agregue la col (repollo). Baje el fuego y cocine a fuego lento durante
> al menos 30 minutos. Agregue más agua al caldo según sea necesario.
Variaciones: Cambie las especias y agregue estragón fresco o cúrcuma.
Agregue ¼ de limón con cáscara al caldo y caliente para obtener un sabor
alimonado.

Sopa de albóndigas de pollo

Albóndigas

Ingredientes

100 gramos de pechuga de pollo molido (picada)

1 cucharadita de cebolla, picada

1 diente de ajo, aplastado y picado

Una pizca de salvia

Una pizca de orégano salvaje (mejorana)

Una pizca de tomillo

Una pizca de cebolla en polvo

Una pizca de ajo en polvo

1 porción de migas de tostada Melba (opcional)

Caldo

Ingredientes

2 tazas de caldo de pollo (o sustituya 1 taza de caldo con 1 taza de agua)

2 cucharadas de aminoácidos líquidos Bragg o caldo compatible

1 cucharada de vinagre de manzana

1½ taza de apio o tomate (jitomate), picado (el tomate agrega 25 calorías más)

1 cucharada de cebolla picada

2 dientes de ajo, aplastados y picados

1 hoja de laurel

Pimienta de Cayena al gusto

Sal y pimienta al gusto

> Mezcle la pechuga de pollo molida con las especias, el ajo picado, la cebolla y las migas de tostada Melba. Forme bolitas con la preparación. Hierva el caldo. Agregue las especias, el vinagre, los aminoácidos líquidos Bragg o caldo compatible y las bolitas de pollo. Baje el fuego y cocine durante al menos 30 minutos; agregue el apio o el tomate (jitomate) en los últimos 5-10 minutos de cocción.

Rinde una porción
(1 porción de proteína,
1 porción de verdura,
1 porción de
tostada Melba)

28 gramos de proteína

3 gramos de grasa

185 calorías

Consejo

PARA LA
DIETA HCG

Complemente las sopas con col (repollo) u otras verduras permitidas y beba el caldo lentamente. Verá que puede tomar mucha sopa y mantener sus 500 calorías. El caldo llena mucho y provoca una sensación de saciedad. Asegúrese de tener en cuenta las calorías del caldo cuando calcule sus 500 calorías diarias.

Sopa de verduras y carne

Ingredientes

100 gramos de carne de res magra, cortada en cubos

1½ taza de apio, col (repollo) o tomate (jitomate), cortados en cubos

(la col o el tomate agregan 25 calorías más)

2 tazas de caldo de carne o verdura (o sustituya 1 taza de agua por 1 taza de caldo)

1 cucharada de cebolla picada

1 diente de ajo, aplastado y picado

1 hoja de laurel

1/8 de cucharadita de albahaca seca

1/8 de cucharadita de orégano fresco o seco

Una pizca de tomillo

Una pizca de páprika

Una pizca de chile en polvo

Sal y pimienta al gusto

Rinde una porción
(1 porción de proteína,
1 porción de verdura)

22 gramos de proteína

9 gramos de grasa

190 calorías

MODIFICACIONES
PARA LA FASE 3:
Agregue otras verduras
como calabacita
(zucchini), pimientos o
unas zanahorias picadas.

> Mezcle la cebolla, el ajo y las especias con el caldo de carne de res.
> Agregue el apio y la carne cortada en cubos. Cocine a fuego lento durante
> 20-30 minutos. Agregue los tomates (jitomates) y cocine a fuego lento
otros 5 minutos.

Sopa de pollo sabrosa

Ingredientes

100 gramos de pechuga de pollo, cortada en cubos

1½ taza de apio o tomate (jitomate), picado (el tomate agrega 25 calorías más)

2 tazas de caldo de pollo (o sustituya 1 taza de caldo por 1 taza de agua)

1 cucharada de cebolla picada

2 dientes de ajo, aplastados y picados

1 hoja de laurel

½ cucharadita de mezcla de especias orgánicas para aves

Pimienta de Cayena al gusto

Sal y pimienta negra al gusto

Rinde una porción
(1 porción de proteína,
1 porción de verdura)

28 gramos de proteína

3 gramos de grasa

195 calorías

> Hierva el caldo de pollo. Agregue la cebolla, el ajo y las especias Agregue
> el pollo y las verduras y cocine a fuego lento durante 20 minutos o más
> hasta que el pollo y la col (repollo) estén tiernos y totalmente cocidos. Sirva
caliente. Rocíe con cebollín (ciboulette) o perejil si lo desea.

Sopa tailandesa de carne

Ingredientes

100 gramos de carne de res
1½ taza de apio
2 tazas de caldo de carne o verdura (o sustituya 1 taza de caldo por 1 taza de agua)
2 cucharadas de aminoácidos líquidos Bragg o caldo compatible
1 cucharada de cebollita de Cambray (cebolla de verdeo) picada
1 diente de ajo, aplastado y picado
Cilantro fresco, picado
½ cucharadita de jengibre fresco, rallado
1/8 de cucharadita de chile en polvo o de escamas (hojuelas) de chile rojo
1 hoja de laurel
Una pizca de canela
Stevia al gusto
Sal y pimienta al gusto

Rinde una porción
(1 porción de proteína,
1 porción de verdura)

23 gramos de proteína,

9 gramos de grasa

190 calorías

MODIFICACIONES
PARA LA FASE 3:
Agregue aceite de chile
o de ajonjolí (sésamo) y
algunos brotes de soja
(soya) a la sopa. Decore
con hongos frescos
cortados en rodajas.

▸ Caliente el caldo. Agregue las especias secas, la hoja de laurel, los aminoácidos líquidos, el ajo y la cebolla, y hierva. Baje el fuego y cocine a fuego lento durante 5 minutos. Agregue la carne y el apio, y cocine durante 20 a 30 minutos hasta que la carne esté tierna. Agregue sal, pimienta y Stevia. Decore con cilantro fresco picado.

Caldo de pollo casero

Ingredientes

3 pechugas de pollo grandes
10 tazas o más de agua
½ cebolla grande, picada
4 tallos de apio, picados
5 dientes de ajo, cortados en rodajas
1 hoja de laurel
Sal y pimienta al gusto

Rinde varias porciones

0,5 gramo de proteína

0 grasa

Menos de 10 calorías
por porción

▸ En una olla grande o en una olla de cocción lenta, coloque el pollo y el agua. El agua debe cubrir levemente al pollo.
Agregue el apio y las especias. Caliente hasta que hierva y baje el fuego para reducir. Cocine a fuego lento durante 4 horas. Retire las verduras y el pollo del caldo. Refrigere el caldo y retire la grasa del pollo. Pase por un colador para obtener un caldo bien limpio. Guarde el pollo y prepare una **ensalada de pollo** o agréguelo a sopas.

Consejo
PARA LA
DIETA HCG

Tomar sopa puede ayudarle a saciar el hambre que pueda llegar a tener, especialmente al inicio de la fase VLCD de 500 calorías de la dieta.

Caldo de verduras casero

Ingredientes
10 tazas o más de agua
½ cebolla grande, picada
6-10 tallos de apio
10 dientes de ajo, picados
2 hojas de laurel
1 cucharadita de páprika
1 cucharadita de ajo en polvo
1 cucharadita de albahaca
1 cucharadita de tomillo
Sal y pimienta al gusto

Rinde varias porciones
0 proteína
0 grasa
Menos de 5 calorías

> Hierva el agua en una olla grande o en una olla de cocción lenta. Agregue las verduras y las especias. Cocine a fuego lento durante 2 a 4 horas. Cuele las verduras y deje enfriar. Use como base para sus sopas.

Sopa de hinojo

Ingredientes
1 ½ taza de bulbos de hinojo, picados
2 tazas de caldo de pollo o verdura (o sustituya 1 de las tazas de caldo por 1 taza de agua)
1 cucharada de cebolla, finamente picada
¼ de cucharadita de pimienta de Jamaica
Sal y pimienta al gusto

Rinde una porción
(1 porción de verduras)
1 gramo de proteína
0 grasa
45 calorías

MODIFICACIONES
PARA LA FASE 3:
Agregue crema o mitad de crema y mitad de leche.

> Agregue los hinojos picados, las especias y la cebolla picada al caldo de verduras. Caliente en una sartén pequeña y cocine a fuego lento durante 20 minutos. Agregue el limón con cáscara al caldo si lo desea. Sirva tibio con ramitas de hinojo picadas para decorar.

Sopa de apio

Ingredientes

1 ½ taza de apio, picada (puede usar el apio que cocinó previamente en una olla o 1 apio horneado – ver receta)
2 tazas de caldo de pollo (o sustituya 1 taza de caldo con 1 taza de agua)
¼ de cucharadita de tomillo
1 hoja de laurel
¼ de cucharadita de albahaca seca
Sal y pimienta al gusto

Rinde una porción
(1 porción de verduras)

1,5 gramos de proteína

0,5 gramo de grasa

55 calorías

Cocine el apio hasta que esté bien tierno o use el apio cocinado previamente en una olla de cocción lenta o en un caldo de verdura. Triture en una procesadora o licuadora con el caldo y las especias. Cocine a fuego lento en una sartén durante 20-30 minutos.

Chili

Ingredientes

100 gramos de carne de res magra (menos de 7% de grasa)
1 ½ taza de tomates (jitomates), picados
½ taza de agua
1 cucharada de cebolla picada
2 dientes de ajo, aplastados y picados
Una pizca de ajo en polvo
Una pizca de cebolla en polvo
¼ de cucharadita de chile en polvo
Una pizca de orégano
Pimienta de Cayena al gusto (opcional)
Sal y pimienta al gusto

Rinde una porción
(1 porción de proteína,
1 porción de verdura)

23 gramos de proteína

8 gramos de grasa

195 calorías

MODIFICACIONES
PARA LA FASE 3:
Agregue queso cheddar
y una cucharada de
crema agria.

Dore la carne molida en una sartén pequeña y agregue las cebollas y el ajo. Vierta los tomates (jitomates) y el agua. Agregue las especias y deje cocinar a fuego lento hasta que el líquido se reduzca. Cuanto más se cocine, más tierno y sabroso estará. Agregue un poco de agua según sea necesario para evitar que se queme. Sirva con cebollita de Cambray (cebolla de verdeo) picada o tomate (jitomate) y agregue sal y pimienta al gusto.

Consejo

PARA LA
DIETA HCG

Haga paquetes de hierbas frescas y agréguelos a las sopas, o cree infusiones de hierbas sumergiéndolas en jugo de limón o vinagre. Puede usarlas en ensaladas o como marinada.

Sopa de espinaca y pollo al limón

Ingredientes

100 gramos de pollo

2 tazas de caldo de pollo (o sustituya 1 taza de caldo con 1 taza de agua)

½ limón con cáscara

1-2 tazas de espinaca suelta, cortada en tiras

1 cucharada de cebolla picada

1 diente de ajo, aplastado y picado

1 tallo de hierba de limón (lemongrass) (opcional)

¼ de cucharadita de tomillo o cantidad al gusto

Pimienta de Cayena al gusto

Sal y pimienta al gusto

Rinde una porción
(1 porción de proteína,
1 porción de verdura)

26 gramos de proteína

3 gramos de grasa

190 calorías

> Dore ligeramente el pollo en una sartén pequeña con un poco de jugo de limón. **Agregue** la cebolla, el ajo, las especias y el caldo de pollo. Agregue el limón con cáscara y cocine a fuego lento durante 20-30 minutos. Agregue la espinaca fresca durante los últimos cinco minutos de cocción. Sirva y disfrute.

Sopa de espárragos

Ingredientes

1 ½ taza de espárragos, picados

2 tazas de caldo de pollo o verdura (o sustituya 1 de las tazas de caldo por 1 taza de agua)

2 cucharadas de aminoácidos líquidos Bragg o caldo compatible

2 cucharadas de cebolla picada

¼ de cucharadita de tomillo

¼ de cucharadita de ajo en polvo

¼ de cucharadita de cebolla en polvo

1 hoja de laurel

1 cucharada de leche (opcional)

Sal y pimienta al gusto

Condimento Old Bay al gusto

Rinde una porción
(1 porción de verduras)

5 gramos de proteína

0,5 gramos de grasa

95 calorías

MODIFICACIONES
PARA LA FASE 3: Saltee
la cebolla en un poco de
mantequilla (manteca),
agregue a la sopa hongos
fileteados, queso cheddar
y crema, o mitad de
crema y mitad de leche.

> Corte los espárragos para eliminar las partes duras de los tallos y cocínelos al vapor hasta que estén tiernos. Triture en una procesadora o licuadora con el caldo y las especias. Caliente la sopa en una sartén y disfrute. Agregue 100 gramos de pollo cortado en cubos si lo desea. Puede reemplazar las especias secas con 1-2 cucharaditas de condimento Old Bay si lo desea.

Sopa de tomate (jitomate) fría y especiada

Ingredientes

1 ½ taza de tomate (jitomate)
1 cucharada de vinagre de manzana
1 cucharada de jugo de limón
1 cucharada de cebollita de Cambray (cebolla de verdeo), cortada en rodajas
1 diente de ajo, aplastado y picado
Una pizca de mostaza en polvo
3 hojas de albahaca fresca, picadas
Una pizca de pimienta de Cayena
Sal y pimienta negra recién molida al gusto

Rinde 2 porciones
(1 porción de verduras)

3 gramos de proteína

0 grasa

55 calorías

> Mezcle los tomates (jitomates) con el vinagre, el jugo de limón y las especias. Triture en una procesadora y deje enfriar durante 1 hora antes de servir.

Sopa de pollo picante y agria

Ingredientes

100 gramos de pechuga de pollo, cortada en cubos
1 taza de caldo de pollo
1 taza de agua
4 cucharadas de vinagre de manzana
2 cucharadas de aminoácidos líquidos Bragg o caldo compatible
½ limón cortado en cuartos, con cáscara
1 diente de ajo, aplastado y picado
2 cucharadas de cebolla picada
Pimienta de Cayena al gusto
Una pizca de chile en polvo o escamas (hojuelas) de chile rojo
Sal y pimienta al gusto
Stevia al gusto (opcional)

Rinde una porción
(1 porción de proteína)

25 gramos de proteína

2 gramos de grasa

150 calorías

MODIFICACIONES PARA LA FASE 3:
Agregue una pequeña cantidad de jugo de piña fresca. Agregue verduras como calabacita (zucchini), coliflor, un puñado de zanahorias picadas, etc. Agregue un poco de aceite o pasta de chile a la sopa para que esté más picante y tenga más sabor.

> Hierva el limón con cáscara cortado en cuartos en 1 taza de agua hasta que la pulpa se despegue de la cáscara. Raspe la pulpa y el jugo. Agregue el pollo en cubos, las especias y el caldo de pollo. Cueza a fuego lento hasta que todo esté cocido.

Variación: Puede agregar jugo de naranja como otra opción y la verdura que guste, o sustituir el pollo por camarones.

Guisado criollo (para disfrutar con camarones o pollo)

Ingredientes

100 gramos de camarones o 1 **salchicha de pollo** (ver receta)
2 tazas de caldo de verdura (o sustituya 1 de las tazas de caldo
por 1 taza de agua)
1 ½ taza de tomates (jitomates), picados
2 cucharadas de pasta de tomate (jitomate)
2 cucharadas de cebolla blanca o cebollita de Cambray (de verdeo)
2 dientes de ajo, aplastados y picados
2 cucharadas de vinagre de manzana
Unas gotas de salsa Worcestershire
Saborizante de humo líquido al gusto
Pimienta de Cayena al gusto
Sal y pimienta al gusto

Saltee los camarones o la salchicha de pollo en una sartén con las cebollas.
Agregue la pasta de tomate, los tomates (jitomates) y el caldo. Revuelva
bien. Agregue las especias y el vinagre. Cocine a fuego lento durante
20-30 minutos. Sirva caliente y decore con perejil fresco.

Rinde una porción
(1 porción de proteína,
1 porción de verdura)

24 gramos de proteína

2 gramos de grasa

210 calorías

MODIFICACIONES
PARA LA FASE 3:
Agregue otras proteínas
como cangrejo, pollo o
salchicha. Agregue más
verduras, como okra
(quimbombó, molondrón,
ñajú), apio y pimiento.
**Disfrute con una
cucharada de crema agria.**

Sopa de verduras de Medio Oriente

Ingredientes

2 tazas de caldo de verdura (o sustituya 1 taza de agua por 1 taza de caldo)
1½ taza de apio o tomate (jitomate), picado
(el tomate agrega 25 calorías más)
8 onzas (225 gramos) de salsa de tomate o 3 onzas (85 gramos)
de pasta de tomate (jitomate) (si se usa apio, omitir)
1 diente de ajo, aplastado y picado
1 cucharada de cebolla picada
1/8 de cucharadita de jengibre
¼ de cucharadita de comino
Sal y pimienta negra al gusto
Perejil, cilantro o menta

Mezcle el caldo con la salsa y la pasta de tomate (jitomate). Hierva. Baje el
fuego y agregue las especias. Cocine a fuego lento durante 20-30 minutos
o hasta que las verduras estén tiernas.

Rinde una porción
(1 porción de verduras)

4 gramos de proteína

0 grasa

110 calorías

MODIFICACIONES
PARA LA FASE 3:
Agregue ejotes,
calabacita (zucchini)
u otras verduras que
prefiera.

Sopa espesa de cangrejo

Ingredientes
100 gramos de carne de cangrejo
1 taza de tomates (jitomates), picados
2 tazas de caldo de verdura (o sustituya 1 taza de agua por 1 taza de caldo)
1 cucharada de cebolla picada
1 diente de ajo, aplastado y picado
1 cucharadita de condimento Old Bay
1 hoja de laurel
1 cucharada de leche (opcional)
Pimienta de Cayena al gusto
Sal y pimienta negra al gusto

▸ Triture los tomates (jitomates) y el caldo en una procesadora o licuadora. Caliente la preparación en una sartén pequeña. Agregue el cangrejo y las especias y cocine a fuego lento durante 20-30 minutos, revolviendo frecuentemente.

Rinde una porción
(1 porción de proteína,
1 porción de verdura)
24 gramos de proteína
2 gramos de grasa
175 calorías

MODIFICACIONES
PARA LA FASE 3:
Agregue crema o mitad
de crema y mitad de
leche.

Sopa dulce de fresa (sírvala caliente o fría)

Ingredientes
5 fresas grandes
2 cucharadas de jugo de limón
1 cucharada de leche
¼ de taza de agua
Stevia líquida sabor vainilla o vainilla en polvo, al gusto
Una pizca de canela

▸ Procese las fresas con las especias, el jugo de limón, el agua y la leche. Caliente la mezcla de fresas en una sartén pequeña durante 3-5 minutos. Sirva caliente o fría decorada con una hoja de menta.

Rinde una porción
(1 porción de fruta)
0,5 gramo de proteína
0 grasa
30 calorías

MODIFICACIONES
PARA LA FASE 3:
Agregue 3 cucharadas
de queso crema, o bien
mitad de crema y mitad
de leche o crema. Omita
el jugo de limón. Decore
con algunas nueces
tostadas y picadas.

Sopa tailandesa de camarones picante y agria

Ingredientes

100 gramos de camarones
2 tazas de caldo de verdura (o sustituya 1 taza de agua por 1 taza de caldo)
Jugo de ½ limón con cáscara
1 tallo de hierba de limón (lemongrass)
2-3 rodajas de jengibre fresco
Escamas (hojuelas) de chile rojo o pimienta de Cayena al gusto
1 cucharada de cebollita de Cambray (cebolla de verdeo)
1 cucharada de cilantro fresco, picado
Sal y pimienta al gusto

Hierva el caldo. Agregue el jengibre, la hierba de limón (lemongrass), el jugo de limón, la cebolla y la pimienta. Cocine a fuego lento durante 10-15 minutos. Agregue los camarones y el cilantro y cocine otros 8 minutos. Sirva caliente. Retire la hierba de limón antes de servir.

Rinde una porción
(1 porción de proteína)
20 gramos de proteína
2 gramos de grasa
125 calorías

MODIFICACIONES
PARA LA FASE 3:
Agregue hongos y pasta de pescado. Agregue un poco de pasta o aceite de chile picante.

Sopa francesa de cebolla

Ingredientes

2 tazas de caldo de carne de res (o sustituya 1 taza de agua por 1 taza de caldo)
1 tostada Melba triturada o **Crutones de Melba** (opcional)
1 cucharadita de salsa Worcestershire
1 cucharada de aminoácidos líquidos Bragg o caldo compatible (opcional)
1 cucharada de jugo de limón
¼ a ½ cebolla cortada en tiras finas
1 diente de ajo, aplastado y picado
Stevia al gusto
Sal y pimienta negra al gusto

Dore las cebollas en un poco de agua y jugo de limón. Agregue el caldo de carne y las especias y cocine a fuego lento durante 20 a 30 minutos. Decore con **Crutones de Melba**

Rinde 1-2 porciones
(1 porción de tostada Melba, 1 porción de verdura)
1 gramo de proteína
1 gramo de grasa
50 calorías

MODIFICACIONES
PARA LA FASE 3:
Agregue queso mozzarella o provolone.

Sopa de albóndigas (receta mexicana)

Albóndigas

Ingredientes

100 gramos de carne de res magra molida (picada)

1 porción de migas de tostada Melba

Una pizca de cebolla en polvo

Una pizca de ajo en polvo

1/8 de cucharadita de orégano

1 cucharadita de cebolla picada

1 diente de ajo, aplastado y picado

Una pizca de comino

Pimienta de Cayena al gusto

Sal y pimienta al gusto

Caldo

Ingredientes

1 taza de caldo de carne

1 taza de agua

1 ½ taza de tomates (jitomates) o apio fresco, picados

1 cucharada de cebolla picada

1 diente de ajo, aplastado y picado

1 cucharada de cilantro fresco, picado

¼ de cucharadita de orégano seco

Sal y pimienta al gusto

▶ Haga las albóndigas mezclando la carne molida, las migas de Melba, la cebolla picada, el ajo, las especias en polvo y el cilantro picado. Forme las bolitas y colóquelas en el caldo de carne. Agregue las especias, la cebolla y el ajo al caldo y hierva. Baje el fuego y cocine a fuego lento durante al menos 30 minutos. Agregue apio o tomate (jitomate) al caldo en los últimos 10 minutos de cocción. Decore con cilantro fresco picado y orégano.

Rinde una porción
(1 porción de proteína,
1 porción de verdura,
1 porción de tostada
Melba)

24 gramos de proteína

8 gramos de grasa

230 calorías

MODIFICACIONES
PARA LA FASE 3:
Agregue otras verduras
como calabacita (zucchini)
o unas zanahorias picadas.

Consejo

PARA LA
DIETA HCG

Al preparar su propio caldo de pollo, carne o verdura, podrá controlar el sodio y los tipos de verduras que se usan en el caldo. Si utiliza caldos envasados, lea bien las etiquetas para asegurarse de no estar consumiendo grasas, azúcar, glutamato monosódico o sodio en exceso. Si lo desea, puede reemplazar una taza de agua por una taza de caldo en cualquiera de mis recetas y así podrá controlar las calorías o el sodio.

Pollo al curry

Ingredientes

100 gramos de pollo, cortado en cubos
¼ de taza de caldo de pollo o de agua
¼ de cucharadita de curry en polvo o cantidad al gusto
Una pizca de cúrcuma
Una pizca de ajo en polvo
Una pizca de cebolla en polvo
1 cucharada de cebolla picada
Sal y pimienta al gusto
Stevia al gusto
Pimienta de Cayena al gusto

> En una sartén pequeña, disuelva las especias en el caldo de pollo. Agregue
> la cebolla picada, el ajo y el pollo. Agregue Stevia al gusto para obtener un
> curry más dulce. Saltee el pollo en el líquido hasta que esté bien cocido
y el líquido se reduzca a la mitad. Se puede agregar más agua para lograr la
consistencia deseada. Sirva frío o caliente.

Rinde una porción
(1 porción de proteína)
26 gramos de proteína
2 gramos de grasa
155 calorías

Pollo oriental al jengibre

Ingredientes

100 gramos de pollo
¼ de taza de caldo de pollo o de agua
4 cucharadas de jugo de limón
¼ de cucharadita de ralladura de limón o de naranja
½ cucharadita de jengibre fresco
1 cucharada de aminoácidos líquidos Bragg o caldo compatible
1 cucharada de cebolla picada
Stevia al gusto
Pimienta de Cayena al gusto
Sal y pimienta al gusto

Rinde una porción
(1 porción de proteína)
26 gramos de proteína
2 gramos de grasa
155 calorías

> En una sartén pequeña, saltee el pollo en un poco de jugo de limón y
> agua hasta que esté ligeramente dorado. Agregue las especias, el jengibre,
> la sal, el limón y la Stevia. Agregue aminoácidos líquidos Bragg o caldo
compatible y cocine bien. Desglase la sartén periódicamente con un poco de
agua. Sirva caliente y decore con rodajas de limón o naranja.

Pesto de pollo

Ingredientes

100 gramos de pechuga de pollo, entero o cortado en tiras finas

3 cucharadas de jugo de limón

Sal y pimienta al gusto

Pesto

Ingredientes

3 dientes de ajo crudo

¼ de taza de hojas de albahaca fresca

1 cucharada de vinagre de manzana

¼ de taza de caldo de pollo o de agua

2 cucharadas de jugo de limón

¼ de cucharadita de orégano seco

Sal y pimienta negra al gusto

▶ Marine el pollo en jugo de limón, sal y pimienta. Saltee en una sartén hasta que esté ligeramente dorado y cocine bien. Para la salsa de pesto, triture la albahaca fresca, el ajo, el caldo de pollo y el jugo de limón en una procesadora. Agregue la mezcla de pesto al pollo, un poco de agua y cocine sobre fuego medio cubriendo todo el pollo con la mezcla de pesto. Condimente con sal y pimienta al gusto y sirva caliente. La salsa de pesto se puede preparar sola y agregarse a algunas verduras u otras proteínas.

Rinde una porción
(1 porción de proteína)
Rinde 2-3 porciones
de salsa de pesto.

26 gramos de proteína

2 gramos de grasa

140 calorías

MODIFICACIONES
PARA LA FASE 3:
Agregue ¼ de taza de piñones o nueces y ¼ de taza de queso parmesano a la procesadora junto con ¼ de taza de aceite de oliva. Para obtener un pesto más cremoso, agregue mitad de leche y mitad de crema y omita el jugo de limón.

Pollo al estragón

Ingredientes

100 gramos de pechuga de pollo

¼ de taza de **Infusión de estragón y ajo** (ver receta)

¼ de taza de caldo de pollo o de agua

2 cucharadas de jugo de limón

½ cucharadita de estragón fresco, picado

1 cucharada de cebolla picada

1 diente de ajo picado

Una pizca de mostaza en polvo

Sal y pimienta al gusto

▶ Caliente el caldo de pollo, el vinagre, el ajo y la cebolla en una sartén pequeña. Agregue el pollo y saltee durante 10 minutos aproximadamente hasta que el pollo esté totalmente cocido y el líquido se haya reducido. Desglase la sartén periódicamente con un poco de agua para obtener una salsa. Sirva caliente.

Rinde una porción
(1 porción de proteína)

26 gramos de proteína

2 gramos de grasa

150 calorías

Hamburguesas de pollo y manzana

Ingredientes

100 gramos de pechuga de pollo picada
2 cucharadas de manzana picada
1 porción de migas de tostada Melba (opcional)
2 cucharadas de caldo de pollo o de agua
2 cucharadas de jugo de manzana
1 cucharada de cebolla, finamente picada
Una pizca de ajo en polvo
Una pizca de cebolla en polvo
Una pizca de canela
Una pizca de clavo de olor o nuez moscada (opcional)
Una pizca de pimienta de Cayena o cantidad al gusto
Stevia al gusto (opcional)
Sal y pimienta negra al gusto

Rinde una porción
(1 porción de proteína,
1 porción de fruta,
1 porción de tostada
Melba)

26 gramos de proteína

2 gramos de grasa

190 calorías

Mezcle la carne de pollo picada, la manzana en cubos y las especias secas en un bol pequeño. Agregue la cebolla picada y el jugo de manzana y mezcle bien. Forme de 2 a 3 hamburguesas y saltee en caldo de pollo hasta que éste esté totalmente cocido y ligeramente dorado. Desglase periódicamente con un poco de agua para realzar los sabores y mantener húmedas las hamburguesas.

Tarta de pollo y espárragos

Ingredientes

100 gramos de pollo, cortado en cubos
1 ½ taza de espárragos, picados
½ taza de caldo de pollo o de agua
1 tostada Melba, triturada (opcional)
1 diente de ajo, aplastado y picado
2 cucharadas de cebolla picada
Una pizca de páprika
Sal y pimienta al gusto

Rinde una porción
(1 porción de proteína,
1 porción de verdura,
1 porción de tostada
Melba)

30 gramos de proteína

3 gramos de grasa

225 calorías

Coloque el pollo, los espárragos, los líquidos y las especias en una fuente pequeña para horno. Hornee a 375° durante 30 minutos o hasta que la preparación burbujee y esté bien caliente. Decore con las migas de tostada Melba y la páprika.

Pollo dulce al limón

Ingredientes

100 gramos de pollo, cortado en rodajas finas
½ limón con cáscara
1 cucharada de aminoácidos líquidos Bragg o caldo compatible
¼ de taza de caldo de pollo o agua
1 taza de agua
Una pizca de pimienta de Cayena
Sal al gusto
Stevia al gusto (opcional)

Rinde una porción
(1 porción de proteína)

26 gramos de proteína

2 gramos de grasa

150 calorías

Corte ½ limón en cuartos y agréguelos al agua. En una sartén pequeña, hierva los cuartos de limón hasta que la pulpa se despegue de la cáscara.

Agregue el caldo, el pollo, los aminoácidos líquidos y las especias y cocine a fuego lento hasta que el pollo esté cocido y la salsa se reduzca a la mitad. Desglase periódicamente con agua si fuera necesario. Decore con rodajas de limón fresco, ralladura de limón o menta.

Pollo al romero

Ingredientes

100 gramos de pechuga de pollo, entera o cortada en tiras gruesas
1 porción de migas de tostada Melba
¼ de taza de caldo de pollo o de agua
3 cucharadas de jugo de limón
½ cucharadita de romero fresco
¼ de cucharadita de cebolla en polvo
¼ de cucharadita de ajo en polvo
Sal y pimienta al gusto
Una pizca de ralladura de limón

Rinde una porción
(1 porción de tostada
Melba, 1 porción de
proteína)

3 gramos de proteína

2 gramos de grasa

165 calorías

Marine el pollo en jugo de limón, sal y romero. Mezcle las especias y las migas de tostada Melba en un bol o en un plato. Cubra las piezas de pollo con la mezcla de especias y colóquelas en una fuente para horno. Agregue el caldo y decore el pollo con la mezcla adicional de especias. Hornéelo a 350° durante aproximadamente 20 minutos o hasta que esté cocido. Rocíe el pollo con jugo de limón, sal y pimienta al gusto. Decore con perejil fresco picado y rodajas de limón.

Tacos de pollo

Ingredientes

100 gramos de pechuga de pollo, pic[...]
¼ de taza de caldo de pollo o de agua
1 cucharada de cebolla picada
1 diente de ajo, aplastado y picado
1/8 de cucharadita de orégano
Pimienta de Cayena al gusto
Una pizca de comino
Cilantro fresco picado
2-4 hojas grandes de lechuga

[...]inde una porción
[...] porción de proteína,
[...]porción de verdura)
[...]5 gramos de proteína
[...]gramos de grasa
[...]5 calorías

En una sartén pequeña, cocine el pollo en el caldo. Agregue la cebolla, el ajo y las especias. Desglase la sartén con jugo de limón o un poco de agua.

Sirva el pollo como si fuera un **taco** pero en vez de tortillas use hojas de lechuga romana (mantecosa) o agregue un poco de **salsa**.

Pollo con tomate (jitomate) y albahaca

Ingredientes

100 gramos de pollo, cortado en cubos
1 ½ taza de tomates (jitomates), picados
¼ de taza de caldo de pollo o de agua
2 cucharadas de jugo de limón
2 cucharadas de cebolla picada
1-2 dientes de ajo, fileteados
3 hojas de albahaca, cortadas en tiras
1/8 de cucharadita de orégano fresco o seco
Una pizca de ajo en polvo
Una pizca de cebolla en polvo
Pimienta de Cayena al gusto
Sal y pimienta al gusto

Rinde una porción
(1 porción de proteína,
1 porción de verdura)
29 gramos de proteína
3 gramos de grasa
200 calorías

Dore ligeramente el pollo en una sartén pequeña con un poco de jugo de limón. Agregue la cebolla, el ajo, las especias y el agua. Después de que el pollo esté cocido, agregue los tomates (jitomates) frescos y la albahaca. Continúe cocinando durante 5 a 10 minutos. Agregue sal y pimienta al gusto y decore con albahaca fresca.

Consejo

PARA LA
DIETA HCG

Pese 100 gramos de carne de res, pollo o pescado y colóquela en bolsas plásticas que podrá congelar y utilizar luego. Congele porciones individuales previamente condimentadas con marinadas o mezclas de especias para más sabor. Esto le permite ahorrar tiempo al preparar sus comidas.

Pollo dulce a la mostaza

Ingredientes
100 gramos de pechuga de pollo
¼ de taza de caldo de pollo o de agua
1 cucharada de aminoácidos líquidos Bragg o caldo compatible
1/8 de cucharadita de mostaza en polvo o cantidad al gusto
¼ de cucharadita de jengibre fresco o una pizca de jengibre en polvo
1 cucharada de cebolla picada
½ cucharadita de ajo en polvo
Sal y pimienta al gusto
Stevia al gusto

Rinde una porción
(1 porción de proteína)

26 gramos de proteína

2 gramos de grasa

145 calorías

▶ Disuelva las especias en el caldo de pollo. Agregue el pollo, el caldo y la
cebolla en una sartén y cocine sobre fuego medio durante 5 a 10 minutos
o hasta que el pollo esté tierno. Desglase la sartén periódicamente con un
poco de agua para crear una salsa más espesa.

Pollo a la cazadora

Ingredientes
100 gramos de pechuga de pollo, cortada en cubos
1 ½ taza de tomates (jitomates), picados
¼ de taza de caldo de pollo o de agua
2 cucharadas de pasta de tomate (jitomate)
1 cucharada de vinagre de manzana
2 cucharadas de jugo de limón
1 cucharada de aminoácidos líquidos Bragg o caldo compatible
2 cucharadas de cebolla picada
2 dientes de ajo, aplastados y picados
¼ de cucharadita de cebolla en polvo
¼ de cucharadita de ajo en polvo
1 hoja de laurel
Una pizca de pimienta de Cayena al gusto
Stevia al gusto

Rinde una porción
(1 porción de proteína,
1 porción de verdura)

30 gramos de proteína

3 gramos de grasa

127 calorías

▶ Dore el pollo con el ajo, la cebolla y el jugo de limón en una sartén
pequeña. Desglase la sartén con el caldo de pollo. Agregue los tomates
(jitomates) o la pasta de éstos, el vinagre y las especias. Cocine a fuego
lento durante 20 minutos, revolviendo ocasionalmente. Retire la hoja de
laurel y sirva caliente.

Pollo agridulce

Ingredientes
100 gramos de pechuga de pollo
½ naranja
½ limón con cáscara
1 taza de agua
1 cucharada de aminoácidos líquidos Br...
2 cucharadas de vinagre de manzana
1 cucharada de cebolla picada
1 cucharada de ralladura de limón y/o n...
Una pizca de ajo en polvo
Una pizca de cebolla en polvo
1 cucharada de salsa picante
Pimienta de Cayena al gusto
Stevia al gusto
Sal y pimienta al gusto

En una sartén pequeña, coloque ½ naranja y ½ limón con sus cáscaras en el agua y hierva hasta que la pulpa se desprenda de las cáscaras. Retire las cáscaras del agua y raspe la pulpa restante y el jugo con una cuchara. Agregue las especias, la cebolla y la Stevia al gusto. Agregue el pollo y cocine hasta que el líquido se reduzca a aproximadamente la mitad y llegue a la consistencia deseada. Agregue la cebolla y el ajo en polvo, los cuales actuarán como espesante. Sirva caliente y decore con limón.

Rinde una porción
(1 porción de proteína,
1 porción de fruta)
2... gramos de proteína
... gramos de grasa
1... calorías

MODIFICACIONES
PARA LA FASE 3:
Agregue un poco de piña fresca, pimientos y hongos picados.

Pollo a la páprika

Ingredientes
100 gramos de pollo
½ taza de caldo de pollo o de agua
3 cucharadas de pasta de tomate (jitomate)
1 cucharadita de páprika
1 cucharada de cebolla morada picada
1 diente de ajo, aplastado y picado
1 hoja de laurel
Sal y pimienta al gusto

Mezcle el caldo, el pollo, el ajo y la cebolla. Agregue la pasta de tomate (jitomate) y las especias. Cocine la mezcla de pollo a fuego lento durante 20 minutos o más. Sirva con tomates (jitomates) en rodajas y decore con perejil.

Rinde una porción
(1 porción de proteína,
1 porción de verdura)
25 gramos de proteína
3 gramos de grasa
172 calorías

MODIFICACIONES
PARA LA FASE 3: Saltee el pollo en un poco de manteca o aceite de oliva, luego agregue el tomate (jitomate), el caldo y un ¼ de taza de crema agria.

Rollitos de pollo rellenos

Ingredientes

100 gramos de pechuga de pollo
2 tazas de espinaca picada
½ taza de caldo de pollo o agua
1 cucharada de cebolla picada
1 diente de ajo, aplastado y picado
1 cucharada de jugo de limón
Una pizca de cebolla en polvo
Una pizca de ajo en polvo
Una pizca de pimienta de Cayena
Sal y pimienta al gusto

Ablande el pollo manualmente golpeándolo hasta que quede plano. Cocine la espinaca levemente con el ajo, la cebolla y las especias. Retire el exceso de líquido de la espinaca y coloque un poco de ésta en el centro de la pechuga ya aplanada. Enrolle la pechuga de pollo con la mezcla de espinacas dentro. Coloque los rollitos en una fuente para horno y agregue caldo de pollo. Hornee los rollitos a 350° por unos 15 minutos o hasta que el pollo esté totalmente cocido.

Rinde una porción
(1 porción de proteína,
1 porción de verdura)

28 gramos de proteína

3 gramos de grasa

180 calorías

MODIFICACIONES
PARA LA FASE 3: Pincele el pollo con aceite de oliva, agregue salsa marinara y cubra con queso mozzarella, si lo desea. Hornee hasta que quede dorado y burbujee. Otra modificación es mezclar la espinaca con ricota o con hongos fileteados.

Pollo al orégano

Ingredientes

100 gramos de pechuga de pollo
1 cucharadita de orégano seco o 1 cucharada de orégano fresco
picado finamente
1 porción de migas de tostada Melba (opcional)
¼ de taza de caldo de pollo o agua
¼ de cucharadita de ajo en polvo
¼ de cucharadita de cebolla en polvo
Sal y pimienta al gusto

Muela la tostada Melba hasta que se haga polvo y mézclela con las especias secas. Sumerja la pechuga de pollo en caldo de pollo y cubra con la mezcla de tostada Melba y especias. Coloque sobre una fuente para horno y agregue el resto del caldo en el fondo. Hornee a 350° durante 15 a 20 minutos hasta que quede dorado y crujiente en la parte de arriba. Si es necesario, agregue un poco de agua para evitar que el pollo se queme.

Rinde una porción
(1 porción de tostada
Melba, 1 porción de
proteína)

25 gramos de proteína

2 gramos de grasa

160 calorías

MODIFICACIONES
PARA LA FASE 3: Sumerja el pollo en huevo y cubra con una mezcla de tostada Melba y hierbas o con queso parmesano. Fría en un poco de aceite de oliva. Cubra con salsa marinara y queso o con una salsa de mantequilla (manteca), limón y queso parmesano.

Bruschetta de pollo

Ingredientes

100 gramos de pechuga de pollo, entera o cortada en tiras gruesas
1 tostada Melba triturada
2 tomates (jitomates) Roma medianos, cortados en cubos
2 cucharadas de jugo de limón
1 cucharada de aminoácidos líquidos Bragg o caldo compatible
2 cucharadas de vinagre de manzana
2 dientes de ajo finamente picados
3 hojas de albahaca, cortadas en tiras
Una pizca de orégano seco
Una pizca de orégano salvaje o mejorana
Sal y pimienta negra al gusto

▸ Marine el pollo en el jugo de limón, los aminoácidos líquidos, el vinagre, sal y pimienta. Mezcle las migas Melba con las especias secas. Cubra el pollo con la mezcla de migas Melba/especias y saltee el pollo en una sartén pequeña hasta que esté dorado. Desglase periódicamente la sartén con un poco de caldo para evitar que el pollo se queme. Para la salsa de la bruschetta, pique finamente los tomates (jitomates) y colóquelos en un recipiente pequeño. Enrolle las hojas de albahaca, aplástelas levemente y córtelas horizontalmente para crear tirar finas. Mezcle todos los ingredientes con jugo de limón, vinagre, sal y pimienta al gusto. Sirva la salsa fría de la bruschetta sobre el pollo caliente.

Rinde una porción
(1 porción de proteína,
1 porción de verdura,
1 porción de tostada
Melba)

29 gramos de proteína

2 gramos de grasa

210 calorías

MODIFICACIONES
PARA LA FASE 3: Pincele
las pechugas de pollo
con aceite de oliva y
use vinagre balsámico
(verifique la cantidad
de azúcar) para la
bruschetta. Sirva con
queso parmesano fresco
o coloque una rodaja
de queso provolone
sobre la pechuga y luego
cubra con la salsa para
bruschetta.

Pollo a la salsa barbacoa

Ingredientes

100 gramos de pechuga de pollo entera
1 porción de **Salsa barbacoa** (ver receta)

▸ Cubra el pollo con salsa barbacoa y saltee con un poco de agua en una sartén pequeña hasta que se cocine bien sobre fuego lento. Mueva la pechuga constantemente y agregue agua para que no se queme la salsa barbacoa. Sirva caliente. Agregue sal y pimienta al gusto.

Rinde una porción
(1 porción de proteína,
1 porción de verdura)

26 gramos de proteína

2 gramos de grasa

173 calorías

Pollo marroquí al limón

Ingredientes
100 gramos de pechuga de pollo
Jugo de ½ limón
1 cucharada de cebolla picada
Una pizca de jengibre
Una pizca de cilantro (coriandro) molido
Una pizca de azafrán
Una pizca de ralladura de limón
Sal y pimienta al gusto
Rodajas de limón

Rinde una porción
(1 porción de proteína)

25 gramos de proteína

2 gramos de grasa

142 calorías

Marine las hebras de azafrán en jugo de limón y luego aplástelas hasta formar una pasta. Agregue las especias secas. Sumerja la pechuga de pollo en la mezcla de jugo de limón y especias. Frote las especias que queden en el pollo y condimente con sal y pimienta. Envuelva las porciones individuales en papel aluminio y cúbralas con rodajas de limón y un poco de la mezcla de azafrán. Hornee el pollo a 350° durante 20 a 30 minutos o hasta que el pollo esté cocido por completo y esté tierno.

Bastones de pollo al estilo búfalo

Ingredientes
100 gramos de pollo cortado en tiras largas y finas
1 tostada Melba, triturada (opcional)
2 cucharadas de salsa picante (la que mejor queda para esta receta es la salsa picante Frank's)
4 cucharadas de jugo de limón
Sal y pimienta negra al gusto

Rinde una porción
(1 porción de tostada Melba, 1 porción de proteína)

25 gramos de proteína

2 gramos de grasa

157 calorías

Marine las tiras de pollo en jugo de limón y sal. Cubra las tiras con migas de Melba. Saltee en una sartén hasta que estén ligeramente doradas y totalmente cocidas. Agregue salsa picante y pimienta negra al gusto. Sirva como *aperitivo* o como entrada. Acompañe con tallos de apio crudo o con la verdura que usted prefiera. Decore con perejil.

Pollo al horno con manzanas

Ingredientes
100 gramos de pollo, cortado en cubos
½ manzana, finamente picada
2 cucharadas de jugo de limón
1 cucharada de vinagre de manzana
1/8 de cucharadita de canela
Sal y pimienta al gusto
Stevia al gusto
Una pizca de pimienta de Cayena

Rinde una porción
(1 porción de proteína,
1 porción de fruta)
25 gramos de proteína
2 gramos de grasa
177 calorías

> Dore ligeramente el pollo en jugo de limón. Agregue la manzana picada y cubra en forma pareja con una mezcla de vinagre de manzana, jugo de limón, Stevia, canela, pimienta de Cayena y una pizca de sal. Coloque en una fuente pequeña para horno y agregue el vinagre y el jugo de limón sobrante. Hornee el pollo a 350° durante aproximadamente 25 minutos o hasta que esté cocido. Sirva con el resto de la manzana cortada en rodajas finas.

Pechuga de pollo glaseada a la naranja

Ingredientes
100 gramos de pollo
Una porción de **Salsa picante de naranja** o **Marinada dulce de naranja**
(ver recetas)

Rinde una porción
(1 porción de proteína,
1 porción de fruta)
25 gramos de proteína
2 gramos de grasa
155 calorías

> Prepare la salsa de naranja. Cocine el pollo con la salsa en una sartén pequeña con los jugos u hornee a 375° durante aproximadamente 20 minutos o hasta que esté totalmente cocido. En una sartén pequeña, reduzca el líquido hasta alcanzar la consistencia deseada. Desglase la sartén periódicamente agregando agua y vierta la mezcla restante sobre la pechuga de pollo.

Consejo

PARA LA
DIETA HCG

Use cantidades pequeñas de ajo o cebolla en polvo como espesante para los aderezos y salsas. Verifique la etiqueta para no agregar más almidón ni azúcar en las especias que consume.

Pollo asado al ajo

Ingredientes

100 gramos de pollo, cortado en rodajas
1 porción de migas de tostada Melba
¼ de taza de caldo de pollo o de agua
2 cucharadas de jugo de limón
1 cucharadita de aminoácidos líquidos Bragg o caldo compatible
2 dientes de ajo, cortados en rodajas
¼ de cucharadita de cebolla en polvo
½ cucharadita de ajo en polvo
Sal y pimienta al gusto

▸ Marine el pollo en los ingredientes líquidos. Agregue las especias secas a las migas de tostada Melba y cubra el pollo con esta mezcla. Coloque el pollo en una fuente pequeña para horno y agregue la marinada en el fondo. Cubra la pechuga de pollo con rodajas de ajo y hornee a 375° durante 20 minutos o hasta que esté totalmente cocida y ligeramente dorada. Decore con perejil picado.

Rinde una porción
(1 porción de tostada Melba, 1 porción de proteína)

26 gramos de proteína

2 gramos de grasa

165 calorías

MODIFICACIONES PARA LA FASE 3: Rocíe la pechuga de pollo con aceite de oliva. Agregue queso parmesano a la mezcla.

Pollo sabroso al horno

Ingredientes

100 gramos de pechuga de pollo
1 porción de migas de tostada Melba
½ taza de caldo de pollo o de agua
2 cucharadas de jugo de limón
1 cucharada de aminoácidos líquidos Bragg o caldo compatible
¼ de cucharadita de cebolla en polvo
½ cucharadita de ajo en polvo
1/8 de cucharadita de tomillo
Una pizca de romero fresco o seco
1 cucharada de perejil fresco, picado
Sal y pimienta al gusto

▸ Mezcle las migas de Melba con las especias secas. Sumerja la pechuga de pollo en limón y agregue aminoácidos líquidos Bragg o caldo compatible y cubra con la mezcla de hierbas. Hornee el pollo a 350° durante aproximadamente 20 minutos o hasta que esté cocido.

Rinde una porción
(1 porción de tostada Melba, 1 porción de proteína)

26 gramos de proteína

3 gramos de grasa

165 calorías

MODIFICACIONES PARA LA FASE 3: Sumerja el pollo en huevo, agregue queso parmesano a la mezcla de especias y rocíe con aceite de oliva.

Pollo con cilantro al estilo mexicano

Ingredientes

100 gramos de pollo, cortado en rodajas o en cubos
1 ½ taza de tomates (jitomates) picados
½ taza de caldo de pollo o de agua
2 cucharadas de jugo de limón
Cilantro fresco picado
1 cucharada de cebolla picada
¼ de cucharadita de orégano seco
¼ de diente de ajo picado
¼ de cucharadita de chile (chili) en polvo
Pimienta de Cayena al gusto
Una pizca de comino
Sal y pimienta al gusto

Rinde una porción
(1 porción de proteína,
1 porción de verdura)

29 gramos de proteína

3 gramos de grasa

200 calorías

▶ Dore ligeramente el pollo con un poco de jugo de limón. Agregue las
especias, el resto del jugo de limón y el caldo de pollo. Cuando el pollo esté
totalmente cocido, agregue tomates (jitomates) frescos y cilantro y cocine
durante 5 a 10 minutos más.

Hamburguesas especiadas de pollo

Ingredientes

100 gramos de pechuga de pollo, picada (debe ser pechuga, no muslo)
Una pizca de cebolla en polvo
Una pizca de ajo en polvo
1 cucharada de cebolla picada
1 diente de ajo, aplastado y picado
Pimienta de Cayena al gusto
Sal y pimienta al gusto

Rinde una porción
(1 porción de proteína)

25 gramos de proteína

2 gramos de grasa

142 calorías

▶ Mezcle bien los ingredientes en un recipiente pequeño. Forme de
2 a 3 hamburguesas con la mezcla y saltee en una sartén pequeña
desglasándola periódicamente con agua para realzar los sabores y
mantener húmedo el pollo. Cocínelas bien, hasta que se doren un poco.

Pollo especiado al estilo de Medio Oriente

Ingredientes
100 gramos de pollo
1 ½ taza de tomates (jitomates) frescos, picados
½ taza de caldo de pollo o de agua
3 cucharadas de jugo de limón
1 cucharada de cebolla picada
1 diente de ajo, aplastado y picado
1/8 de cucharadita de jengibre fresco, rallado
¼ de cucharadita de pimienta de Jamaica
Una pizca de comino
Una pizca de canela
Sal y pimienta negra al gusto

Rinde una porción
(1 porción de proteína,
1 porción de verdura).
Si usa piezas de pollo
enteras de 100 gramos,
rinde varias porciones.

29 gramos de proteína

2 gramos de grasa

200 calorías

> Mezcle las especias con los ingredientes líquidos. **Hierva. Agregue los
> tomates (jitomates) y el pollo a la salsa.** Cocine a fuego lento durante
> 20 a 30 minutos y sirva.

Pollo szechwan con col (repollo)

Ingredientes
100 gramos de pechuga de pollo
1 ½ taza de col (repollo), picada
1 taza de caldo de pollo o de agua
2 cucharadas de aminoácidos líquidos Bragg o caldo compatible
1 cucharadita de salsa picante
Una pizca de escamas (hojuelas) de chile rojo, molidas
Una pizca de jengibre fresco o en polvo
1 diente de ajo, aplastado y picado
1 cucharada de cebollita de Cambray (cebolla de verdeo) picada
Stevia al gusto

Rinde una porción
(1 porción de proteína,
1 porción de verdura)

28 gramos de proteína

2 gramos de grasa

200 calorías

> Dore el pollo en un poco de agua con aminoácidos líquidos
> Bragg o calco compatible. Agregue el caldo de pollo y las
> especias. Cocine a fuego lento durante 5 minutos. Agregue la
col (repollo) y cocine durante 10 minutos o hasta que la col esté
tierna. Agregue más agua si es necesario. Decore con la cebollita
de Cambray picada y rocíe con jugo de limón y un poco más de
aminoácidos líquidos.

Consejo

PARA LA
DIETA HCG

*"Desglasar" en una
receta permite que
la carne, las especias
y los líquidos se
reduzcan hasta que
la sartén se seque y
comience a dorarse.
Agregue una
cantidad pequeña de
agua o caldo para
crear una salsa rica
y llena de sabor para
su plato.*

Pollo a la cacerola

Ingredientes
Varias piezas enteras de pechuga de pollo de 100 gramos
½ taza de cebolla picada
5 dientes de ajo, picados
1 cucharadita de páprika
½ cucharadita de pimienta de Cayena
1 cucharadita de cebolla en polvo
½ cucharadita de tomillo
1 cucharadita de ajo en polvo
1 cucharadita de pimienta negra en grano
Sal y pimienta al gusto

Rinde una porción
(1 porción de proteína)

25 gramos de proteína

2 gramos de grasa

145 calorías por porción

▶ Coloque las piezas de pollo en la olla de cocción lenta y cubra con una cantidad suficiente de agua para que no se queme. Agregue las especias y la cebolla. Cocine a fuego medio durante 3 horas o más. Guarde los jugos para salsas y aderezos. Variaciones: agregue 1 lata de pasta de tomate (jitomate) o de tomates (jitomates) frescos picados. Pruebe con una mezcla orgánica de condimento para aves para obtener un rico sabor a salvia.

Pollo a la canela

Ingredientes
100 gramos de pollo
1 porción de migas de tostada Melba
½ taza de caldo de pollo o de agua
¼ de cucharadita de canela molida
Una pizca de nuez moscada
Una pizca de cardamomo
1/8 de cucharadita de curry en polvo
Una pizca de ajo en polvo
Sal y pimienta al gusto
Stevia al gusto

Rinde una porción
(1 porción de tostada Melba, 1 porción de proteína)

25 gramos de proteína

2 gramos de grasa

167 calorías

▶ Mezcle las migas de tostada Melba con la mitad de las especias secas en un recipiente pequeño. Sumerja la pechuga de pollo en el caldo y cubra con la mezcla de tostada Melba y especias. Distribuya porciones de 100 gramos en una fuente para hornear. Agregue el caldo y el resto de las especias. Cubra el pollo con el resto de la mezcla de especias y Melba. Hornee el pollo a 350º durante aproximadamente 20 minutos o hasta que esté cocido.

Pollo ácido al vinagre

Ingredientes
100 gramos de pechuga de pollo
¼ de taza de caldo de pollo o agua
¼ de taza de vinagre de manzana
2 cucharadas de jugo de limón
1 cucharada de cebolla picada
1 diente de ajo, cortado en cubitos
Sal y pimienta al gusto

Rinde una porción
(1 porción de proteína)

25 gramos de proteína

2 gramos de grasa

145 calorías

En una sartén pequeña, mezcle el vinagre, el caldo de pollo, la cebolla, el ajo, sal y pimienta. Agregue el pollo y cocine bien. Desglase la sartén periódicamente con un poco de agua para obtener una salsa.

Pollo picante a la mostaza

Ingredientes
100 gramos de pollo
½ taza de caldo de pollo o de agua
2 cucharadas de jugo de limón
1 cucharada de **Mostaza casera** (ver receta)
¼ de cucharadita de albahaca seca
1/8 de cucharadita de estragón
Sal y pimienta al gusto
Stevia al gusto

Rinde una porción
(1 porción de proteína)

25 gramos de proteína

2 gramos de grasa

147 calorías

Saltee ligeramente el pollo en el caldo, el jugo de limón y las especias hasta que esté cocido. Cocine a fuego lento durante 10 minutos y desglase periódicamente la sartén con un poco de agua o caldo para formar la salsa.

Consejo

PARA LA DIETA HCG

Pique hierbas y especias frescas y congélelas con agua en cubetas para hacer hielo. Agréguelas cuando las necesite mientras cocina para darle más sabor a sus platos. Funciona bien con hierbas frescas como albahaca, perejil y cilantro.

Falda de carne asada a fuego lento

Ingredientes

Falda de res magra en porciones de 100 gramos (para 6 porciones = 600 gramos)

1 ½ taza de apio por porción de carne, cortado en cubos

1 cucharada de ajo en polvo

1 cucharada de cebolla en polvo

1 cucharadita de páprika

¼ de taza de cebolla picada

5 dientes de ajo, aplastados y picados

Pimienta de Cayena al gusto

Chile (chili) al gusto

Sal y pimienta negra recién molida, al gusto

> Mezcle las especias en un recipiente pequeño. Frote la mezcla de especias en la carne de ambos lados. Sale la carne al gusto. Coloque la carne en una olla de cocción lenta. Llene aproximadamente hasta la mitad con agua.

Agregue apio al líquido y cocine a fuego alto durante 30 minutos. Reduzca el fuego de medio a bajo y deje que la preparación se cocine lentamente durante 6 a 8 horas. Rocíe la falda con los jugos y voltéela periódicamente. Puede agregar más mezcla de especias si lo desea. Sírvalo con **Marinada/Salsa de rábano picante**. Guarde los jugos, retire la grasa y úselos para preparar salsas y aderezos sabrosos.

Rinde varias porciones (1 porción de proteína, 1 porción de verdura)

21 gramos de proteína

9 gramos de grasa

170 Calorías

MODIFICACIONES PARA LA FASE 3: Selle la falda a fuego alto en aceite de oliva de cada lado antes de colocarla en la olla de cocción lenta. La salsa de rábano picante se puede modificar agregando un poco de mayonesa o yogur neutro en vez de caldo de carne.

Estofado

Ingredientes

1 paletilla (paleta) de res en porciones de 100 gramos (para 9 porciones = 900 gramos)

1½ taza de tomate (jitomate) o apio por porción de carne

1 ½ taza de agua

1 taza de caldo de carne

5 dientes de ajo picados

½ cebolla picada

1 cucharadita de páprika

Pimienta de Cayena al gusto

Sal y pimienta negra al gusto

> Frote las especias y la sal sobre todos los lados de la carne. Coloque la carne en una olla de cocción lenta y agregue el líquido. Agregue las verduras y cocine a fuego alto durante 30 minutos. Luego, reduzca el fuego al mínimo

y cocine a fuego lento durante 6 a 8 horas hasta que la carne esté tierna. Separe en porciones iguales y disfrute. Guarde los jugos para salsas y aderezos. Siempre refrigere el caldo o líquido sobrante, luego retire el exceso de grasa antes de usarlo en otras recetas mientras esté en la "Fase HCG".

Rinde varias porciones (1 porción de proteína, 1 porción de verdura)

28 gramos de proteína

8 gramos de grasa

195 calorías

MODIFICACIONES PARA LA FASE 3: Selle la carne a fuego alto con aceite de oliva por todos los lados antes de colocarla en la olla de cocción lenta. Agregue otras verduras para cocinar con la carne.

Fajitas/Carne asada

Ingredientes

100 gramos de carne de res o pollo, cortada en tiras o carne asada
1 ½ taza de tomate (jitomate)
1 rodaja fina de cebolla, cortada en tiras
1 diente de ajo picado
3 cucharadas de jugo de limón
2 cucharadas de jugo de naranja (opcional)
1/8 de cucharadita de orégano
1/8 de cucharadita de chile (chili) en polvo o cantidad al gusto
Una pizca de pimienta de Cayena

Marine la carne en el jugo de limón y las especias. Ase la carne a la parrilla o cocine las tiras de carne en una sartén con ajo y cebolla. Agregue los tomates (jitomates) picados en los últimos 5 minutos de cocción y sirva con tortillas de hoja de lechuga y salsa.

Rinde una porción
(1 porción de proteína,
1 porción de verdura)

23 gramos de proteína

8 gramos de grasa

200 calorías

MODIFICACIONES
PARA LA FASE 3:

Agregue pimientos de varios colores a las fajitas. Use un poco de mantequilla (manteca) o aceite para cocinar. Si lo desea, sirva con crema agria, guacamole y queso cheddar.

Pastel de carne

Ingredientes

100 gramos de carne (magra) molida (picada) para cada porción
1 porción de migas de tostada Melba
1 porción de **Ketchup** (ver receta)
1 cucharada de cebolla picada
1 diente de ajo picado
Pimienta de Cayena al gusto
¼ de cucharadita de páprika

Muela la tostada Melba hasta hacerla polvo. Mézclela con la carne, la cebolla picada y las especias. Coloque en una fuente para hornear, en un molde para pastel o en un molde para panecillos si desea dividir en porciones individuales. Rocíe con el Ketchup y hornee a 350° durante 15 a 20 minutos. Cocine durante más tiempo si va a colocar todas las porciones en un molde para pastel. Variaciones para la fase 2: Use un poco de pulpa de manzana sin jugo para que el pastel quede más dulce y húmedo. Sólo cuente la manzana como una porción de fruta y disfrute del jugo como un Martini de manzana sin alcohol o con agua con gas.

Rinde 1 o más porciones
(1 porción de proteína,
1 porción de verdura,
1 porción de tostada
Melba)

20 gramos de proteína

8 gramos de grasa

180 calorías

Consejo

PARA LA
DIETA HCG

Agregue agua a la carne molida (picada) y cocine a fuego lento para reducir la cantidad de grasa. A medida que la carne se cocina, la grasa flotará en la superficie. Retire el exceso de líquido, agregue las especias y disfrute. Se recomienda elegir siempre el corte de carne más magro, con un 7% de grasa o menos.

Tacos de carne molida (picada)

Ingredientes
100 gramos de carne de res magra molida (picada)
Hojas de lechuga
1 cucharada de cebolla, finamente picada
1 diente de ajo, aplastado y picado
Una pizca de ajo en polvo
Una pizca de cebolla en polvo
Una pizca de orégano seco
Cilantro fresco picado al gusto
Pimienta de Cayena al gusto
Sal y pimienta negra al gusto

Rinde una porción
(1 porción de proteína,
1 porción de verdura)

20 gramos de proteína

8 gramos de grasa

165 calorías

MODIFICACIONES
PARA LA FASE 3: Sirva
con queso cheddar,
crema agria y guacamole.

Dore la carne molida (picada). Agregue la cebolla, el ajo y las especias con un poco de agua. Cocine a fuego lento durante 5 a 10 minutos. Agregue sal al gusto.
Sirva como si fuera un taco y use las hojas de lechuga mantecosa o romana como si fueran tortillas o con una guarnición de tomates (jitomates) o salsa.

Ternera a la florentina

Ingredientes
100 gramos de filete de ternera
1 porción de migas de tostada Melba
2 tazas de espinaca, picada finamente
¼ de taza de agua, caldo de pollo o caldo de verdura
2 cucharadas de jugo de limón
2 hojas de albahaca, cortadas en tiras
1 diente de ajo, aplastado y picado
1 cucharada de cebolla picada
Una pizca de ajo en polvo
Una pizca de ralladura de limón
Una pizca de páprika
Sal y pimienta al gusto

Rinde una porción
(1 porción de proteína,
1 porción de verdura,
1 porción de tostada
Melba)

22 gramos de proteína

8 gramos de grasa

198 calorías

MODIFICACIONES
PARA LA FASE 3: Saltee
con un poco de aceite
de oliva. Agregue ricota
y queso parmesano a
la mezcla de espinacas.
Decore con piñones
tostados y hojuelas de
queso parmesano.

Ablande manualmente la ternera hasta que quede plana. Mezcle las migas de Melba con páprika, ralladura de limón y las especias secas. Luego, sumerja el filete en jugo de limón y en la mezcla de Melba y especias. Saltee a fuego alto con jugo de limón hasta que esté ligeramente dorado y cocido. Retire el filete de ternera de la sartén. Desglase la sartén con el caldo. Agregue la cebolla, el ajo y la albahaca. Agregue la espinaca al líquido y revuelva suavemente hasta que quede ligeramente cocida. Decore el filete de ternera con la mezcla de espinacas y con la salsa restante. Agregue sal y pimienta al gusto y sirva con rodajas de limón.

Picata de ternera

Ingredientes

100 gramos de filete de ternera
1 porción de migas de tostada Melba
¼ de taza de caldo de verdura o agua
2 cucharadas de jugo de alcaparras
2 cucharadas de jugo de limón
1 diente de ajo, aplastado y picado
Una pizca de páprika
1 hoja de laurel
Sal y pimienta negra al gusto

Rinde una porción
(1 porción de tostada Melba, 1 porción de proteína)

21 gramos de proteína

7 gramos de grasa

165 calorías

MODIFICACIONES PARA LA FASE 3: Desglase la sartén con ¼ de taza de vino blanco y agregue 2 cucharadas de mantequilla (manteca) fría. Sirva sobre la ternera y disfrute.

▶ Mezcle las migas de tostada Melba con páprika, sal y pimienta. Sumerja el filete de ternera en jugo de limón y cubra con las migas de Melba y las hierbas. Saltee el filete en un poco de jugo de limón a fuego alto hasta que esté totalmente cocido. Retire el filete cocido y reserve. Desglase la sartén con el caldo de verdura, el limón y el jugo de alcaparras y agregue el ajo picado y la hoja de laurel. Cocine durante 1 a 2 minutos. Retire la hoja de laurel. Cubra el filete con el resto de la salsa de limón y decore con rodajas de limón.

Ternera a la italiana (pruebe también con pollo)

Ingredientes

100 gramos de filete de ternera
1 porción de migas de tostada Melba
1 porción de **Salsa Marinara** (ver receta)
1 cucharada de cebolla, finamente picada
1 diente de ajo, aplastado y picado
¼ de cucharadita de albahaca seca
1/8 de cucharadita de orégano seco
Una pizca de orégano salvaje (mejorana)
Sal y pimienta al gusto

Rinde una porción
(1 porción de proteína, 1 porción de fruta o verdura, 1 porción de tostada Melba)

21 gramos de proteína

7 gramos de grasa

235 calorías

MODIFICACIONES PARA LA FASE 3: Cubra con queso provolone o mozzarella y rocíe con aceite de oliva. Sirva con queso parmesano fresco rallado o con hongos salteados.

▶ Mezcle las migas de tostada Melba con las especias secas. Sumerja el filete en agua o limón y cubra con la mezcla de migas de Melba y especias. Saltee a fuego alto sin aceite. Cubra con la salsa marinara y hornee a 350° durante 20 minutos. Agregue un poco de agua al fondo de la fuente para hornear si es necesario. Decore con albahaca, perejil fresco y con la mezcla de Melba y especias restante, y condimente con sal y pimienta al gusto.

Carne con col (repollo) al estilo mongol

Ingredientes
100 gramos de carne de res en rodajas
2 tazas de col (repollo), cortada en tiras finas
½ taza de caldo de carne o agua
1 cucharada de vinagre de manzana
3 cucharadas de jugo de naranja (opcional)
2 cucharadas de jugo de limón
2 cucharadas de aminoácidos líquidos Bragg o caldo compatible
2 dientes de ajo, aplastados y picados
1 cucharada de cebollita de Cambray (cebolla de verdeo), picada
¼ de cucharadita de chile (chili) en polvo o cantidad al gusto
Sal y pimienta al gusto
Stevia al gusto

▸ Mezcle las especias con los ingredientes líquidos. En un wok o sartén.
  Saltee a fuego fuerte para fusionar los sabores y cocinar bien la carne y la
  col (repollo). Si es necesario, agregue un poco de agua para evitar que la
preparación se queme. Agregue unas rodajas de naranja para darle dulzor
al plato.

Rinde una porción
(1 porción de proteína,
1 porción de verdura)

23 gramos de proteína

8 gramos de grasa

205 calorías

MODIFICACIONES
PARA LA FASE 3: Saltee
con otras verduras como
pimientos o calabacitas
(zucchinis). Cocine este
plato con aceite de
ajonjolí (sésamo), de chile
(chili), de cacahuate (maní)
o de coco y use salsa de
soja (soya) para darle más
sabor. Si lo desea, decore
con una cucharada de
cacahuates picados.

Bistec con costra de pimienta

Ingredientes
100 gramos de bistec magro
Pimienta negra recién molida
Unas gotas de salsa Worcestershire
Sal al gusto

▸ Ablande manualmente la carne hasta que quede plana. Frote la carne con sal y
  cubra con pimienta negra al gusto. Cocine a fuego alto durante 3 a 5 minutos
  o coloque el bistec en la parrilla. Agregue salsa Worcestershire, si lo desea,
y la **Guarnición de cebollas caramelizadas** (ver receta). También puede cortar
el bistec en tiras y servir sobre una ensalada de hojas verdes o rúcula.

Rinde una porción
(1 porción de proteína)

20 gramos de proteína

7 gramos de grasa

147 calorías

MODIFICACIONES
PARA LA FASE 3: Cubra
con queso azul, cebollas
u hongos salteados en
mantequilla (manteca).
También puede cortar
el bistec en tiras finas
y cubrir con cebollas y
provolone para crear una
ensalada de carne
y queso.

Beef Bourguignon

Ingredientes

100 gramos de carne, cortada en cubos
1 taza de caldo de carne o agua
3 cucharadas de pasta de tomate (jitomate)
1 cucharada de cebolla picada
1 diente de ajo, aplastado y picado
Una pizca de tomillo seco
Una pizca de orégano salvaje (mejorana)
Sal y pimienta al gusto

Cocine a fuego lento los cubos de carne con la cebolla y el ajo. Mezcle los ingredientes en una sartén pequeña. Agregue los ingredientes líquidos y las especias. Cocine a fuego lento durante 30 minutos o hasta que la carne quede tierna. Agregue agua según sea necesario para obtener la consistencia deseada.

Rinde una porción
(1 porción de proteína,
1 porción de verdura)

21 gramos de proteína

8 gramos de grasa

190 calorías

MODIFICACIONES
PARA LA FASE 3:
Agregue media taza de vino tinto, mantequilla (manteca) fría y verduras que no contengan almidón.

Hamburguesas

Ingredientes

100 gramos de carne de res magra molida (picada) (menos de 7% de grasa)
1 cucharada de cebolla, finamente picada
1 diente de ajo finamente picado
Una pizca de ajo en polvo
Una pizca de cebolla en polvo
Pimienta de Cayena al gusto
Sal y pimienta negra al gusto

Mezcle bien los ingredientes y dele forma a las hamburguesas (2-3). Saltéelas en una sartén pequeña hasta que estén cocidas a su gusto o áselas en la parrilla. Si va a usar una sartén, agregue pequeñas cantidades de agua y desglase la sartén para realzar los sabores. Cocine durante unos 3 minutos de cada lado o hasta que la carne esté cocida a su gusto. Variaciones: Agregue Stevia, jugo de limón y aminoácidos líquidos Bragg o caldo compatible para darle un leve sabor tipo teriyaki o acompañe con la **Guarnición de cebollas caramelizadas** (ver receta). También puede probar con carne magra de búfalo o bisonte.

Rinde una porción
(1 porción de proteína)

20 gramos de proteína

8 gramos de grasa

150 calorías

MODIFICACIONES
PARA LA FASE 3:
Agregue migas de queso Gorgonzola a la carne de las hamburguesas antes de cocinarlas. Cubra las hamburguesas cocidas con queso suizo y hongos salteados o agregue chile (chili) y queso.

Carne al jengibre

Ingredientes

100 gramos de carne de res, cortada en tiras finas
¼ de taza de caldo de carne o agua
1 cucharada de aminoácidos líquidos Bragg o caldo compatible
2 cucharadas de vinagre de manzana
2 cucharadas de jugo de limón
1-2 cucharadas de cebollita de Cambray (cebolla de verdeo), picada
¼ de cucharadita de jengibre fresco, rallado
1 diente de ajo, aplastado y picado
Stevia al gusto (opcional)
Sal y pimienta al gusto

Rinde una porción	
(1 porción de proteína)	
21 gramos de proteína	
8 gramos de grasa	
148 calorías	

Saltee el jengibre y las especias en el caldo y los ingredientes líquidos para que suelten los sabores. Agregue la carne y cocine a fuego lento. Desglase la sartén periódicamente con un poco de agua. Agregue las cebollitas de Cambray (cebollas de verdeo) picadas y sirva caliente.

Rollitos de col (repollo)

Ingredientes

100 gramos de carne molida (picada) magra
4 hojas grandes de col (repollo)
1 taza de caldo de carne
1 cucharada de cebolla, picada
1 diente de ajo, aplastado y picado
Una pizca de ajo en polvo
Una pizca de cebolla en polvo

porción
de proteína,
de verdura)
de proteína
de grasa

Precaliente el horno a 375°. Blanquee las hojas y sepárelas. Coloque la carne molida (picada) y especias en una sartén pequeña y cocine todos los ingredientes hasta que estén dorados. Coloque la mezcla de la carne molida dentro de las hojas de col, cierre los extremos y enrolle las hojas (como un burrito). Coloque los rollitos de col en una fuente para hornear y agregue el caldo en la base de la fuente. Pincele ligeramente con el caldo de carne y cocine en el horno durante 20 ó 30 minutos. Vierta frecuentemente la salsa sobre los rollitos de col para mantener húmeda la preparación. Prepare varias porciones de una vez para obtener mejores resultados.

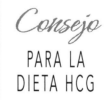

Consejo
PARA LA
DIETA HCG

Prepare salsas y aderezos sabrosos con los caldos de entrada o los jugos de cocción. Agregue otras especias y/o vinagre y disfrute.

Rollitos de carne italianos

Ingredientes

100 gramos de carne de res magra

1½ taza de col (repollo) picado finamente

1 taza de caldo de carne o agua

2 cucharadas de vinagre de manzana

1 cucharada de aminoácidos líquidos Bragg o caldo compatible

1 diente de ajo, aplastado y picado

1 cucharada de cebolla, picada

1 cucharadita de mezcla de hierbas italianas

Sal y pimienta al gusto

▶ Ablande la carne manualmente hasta que esté plana y delgada. En una sartén coloque la col (repollo) con las especias, el vinagre y los aminoácidos líquidos y cocine hasta que esté tierna. Coloque la mezcla de col sobre la carne ablandada y haga un rollito. Llene la base de la fuente con un poco de agua y caldo de carne. Condimente el rollito con sal y pimienta. Hornee a 375° durante 20 minutos aproximadamente hasta que esté cocido y la col esté tierna. Humedezca el rollito con frecuencia para que no se seque. Variaciones: Reemplace el relleno de col por espinaca.

Rinde una porción
(1 porción de proteína,
1 porción de verdura)

22 gramos de proteína

8 gramos de grasa

205 calorías

MODIFICACIONES
PARA LA FASE 3:
Decore con queso crema condimentado con hierbas, salsa marinara, salsa Alfredo o queso provolone y hornee hasta que burbujee y esté dorado. Reemplace el relleno con brócoli picado y queso cheddar.

Picadillo de carne curada (corn beef)

Ingredientes

Sobras de carne curada (corn beef) de la receta de carne curada y col (repollo)

Sobras de col (repollo), una porción de la receta de **salsa de rábano**

o de la **salsa de manzana marinada**

1 cucharada de cebolla, picada

1 diente de ajo, aplastado y picado

Una pizca de tomillo fresco

Una pizca de orégano fresco picado

Sal y pimienta al gusto

▶ Corte la carne curada (corn beef) en cubos pequeños. Mézclela con las sobras de col (repollo) picadas finamente o con una porción de la salsa de rábano o de manzana y las especias y mezcle bien. Precaliente una sartén de hierro fundido o antiadherente. Coloque y presione la mezcla de carne curada en la sartén hasta cubrir el fondo. Cocine durante 5 ó 6 minutos aproximadamente a fuego medio hasta que esté ligeramente dorada. Agregue un poco de caldo de carne o agua para desglasar, mezcle y presione la carne otra vez, cocine durante otros 5 ó 6 minutos. Repita este proceso las veces que sea necesario hasta que esté caliente y ligeramente dorada.

Rinde una porción
(1 porción de proteína,
1 porción de verdura o
1 porción de fruta)

22 gramos de proteína

8 gramos de grasa

195 calorías

MODIFICACIONES
PARA LA FASE 3: Utilice mantequilla (manteca) para cocinar la mezcla de carne curada (corn beef) y agregue pimientos y otras verduras si lo desea (asegúrese de que sean verduras que no contengan almidón).

Albóndigas italianas al horno

Ingredientes
100 gramos de carne magra molida (picada)
¼ de cucharadita de albahaca
1/8 de cucharadita de orégano
1/8 de cucharadita de ajo en polvo
1 cucharada de cebolla, picada
1 diente de ajo, aplastado y picado
1 porción de migas de tostada Melb
1 porción de la receta de **salsa Marir**

Mezcle bien la carne, las migas y las
en una fuente para hornear y cúbr
20-30 minutos a 350º. Decore con

Rinde una porción
(1 porción de proteína,
1 porción de verdura,
1 porción de tostada
Melba)

21 gramos de proteína

9 gramos de grasa

226 calorías

MODIFICACIONES
PARA LA FASE 3: Cubra
on rodajas de queso
rovolone o mozzarella
hornee hasta que esté
rado y burbujee.
core con queso rallado.

Carne curada (corn beet) con col (repollo)

Ingredientes
Falda de res (peso total calculado en incrementos de 100 gramos)
1½ taza de col (repollo) por porción de carne
½ taza de vinagre de manzana
½ cebolla picada
1 cucharadita de mostaza en polvo
¼ de cucharadita de tomillo fresco
1 hoja de laurel
Una pizca de pimienta de Jamaica
1 cucharadita de pimienta negra en grano
Humo líquido al gusto (opcional)
Sal y pimienta al gusto

Rinde varias porciones.
(1 porción de proteína,
1 porción de verdura)

22 gramos de proteína

9 gramos de grasa

200 calorías

Condimente la carne con sal y pimienta, y espolvoree
ligeramente con la mostaza. Coloque la carne, la cebolla
y las especias en una olla de cocción lenta o en una olla
grande y cúbrala con agua. Agregue vinagre. Cuando hierva,
baje el fuego y cocine a fuego lento durante 1 hora. Quite la
grasa del agua cuando aparezca en la superficie. Agregue la
col (repollo) en la olla y cocine durante 1 ó 2 horas más hasta
que la carne y la col estén tiernas. Corte la carne finamente a
contraveta, mida, separe porciones iguales y sirva con la salsa
de rábano picante.

Consejo

PARA LA
DIETA HCG

*Pique usted mismo
la carne de res o
pechuga de pollo con
ayuda de un molino
de cocina o una
procesadora. Esto
le permite controlar
mejor el contenido
de grasa de la carne
y preparar entradas
utilizando la carne
molida (picada)
sin desobedecer las
restricciones de la
dieta.*

Carne a las finas hierbas

Ingredientes

100 gramos de carne de res magra cortada en tiras
¼ de taza de caldo de carne o agua
1 cucharada de cebolla, picada
1 diente de ajo, aplastado y picado
1/8 de cucharadita de tomillo
Una pizca de romero
Sal y pimienta al gusto
    Perejil italiano picado

Rinde una porción
(1 porción de proteína)

20 gramos de proteína

7 gramos de grasa

155 calorías

▶ Condimente las tiras de carne con sal y pimienta. Coloque la carne, las hierbas y el caldo de carne en una pequeña sartén de teflón a fuego caliente. Cocine hasta el punto que usted desee. Decore con perejil fresco picado.

Tomates (jitomates) rellenos al horno

Ingredientes

100 gramos de carne molida (picada)
2 tomates (jitomates) medianos
1 porción de migas de tostadas Melba
1 cucharada de cebolla, finamente picada
1 diente de ajo, aplastado y picado
1/8 de cucharadita de ajo en polvo
1/8 de cucharadita de cebolla en polvo
Pimienta de Cayena al gusto
    Sal y pimienta al gusto

Rinde una porción
(1 porción de proteína,
1 porción de verdura,
1 porción de tostada
Melba)

23 gramos de proteína

9 gramos de grasa

215 calorías

▶ Vacíe los tomates (jitomates), espolvoréelos con un poco de sal y voltéelos para que se escurran durante 10 minutos. Dore la carne molida (picada) en una sartén pequeña, agregue la cebolla, el ajo y las especias. Coloque la mezcla de carne molida dentro de los tomates, agregue una pequeña cantidad de agua en la base de la fuente. Decore con las migas de las tostadas Melba y sal, hornee a 350º durante 20 minutos. Decore con perejil fresco y sirva.

Consejo

PARA LA
DIETA HCG

Si prefiere comer alimentos orgánicos, puede buscar sitios en Internet para comprar carne y verduras orgánicas, en caso de que tenga algún problema para encontrarlos en su ciudad. Muchas de estas empresas le enviarán la carne, las frutas y las verduras orgánicas a su casa.

Sloppy Joes/Carne a la parrilla

Ingredientes

100 gramos de carne molida (picada)

1 porción de la receta de la **Salsa barbacoa**

Dore la carne molida (picada) en una sartén pequeña. Agregue la **Salsa barbacoa** y un poco de agua para lograr la consistencia deseada. Cocine durante 5 minutos.

Rinde una porción
(1 porción de proteína,
1 porción de verdura)

21 gramos de proteína

9 gramos de grasa

193 calorías

MODIFICACIONES
PARA LA FASE 3: Cubra
con rebanadas de queso
cheddar y aros de cebolla
caramelizados con Stevia.

Estofado de carne sabroso

Ingredientes

100 gramos de carne de res magra (cualquier corte) cortada en cubos o entera.

1½ taza de apio picado por porción de carne

1 taza de caldo de carne o agua

1 cucharada de cebolla, picada

1 diente de ajo, aplastado y picado

1/8 de cucharadita de cebolla en polvo

1/8 de cucharadita de ajo en polvo

Una pizca de orégano

Pimienta de Cayena al gusto

Sal y pimienta al gusto

Rinde varias porciones.
(1 porción de proteína,
1 porción de verdura)

22 gramos de proteína

8 gramos de grasa

185 calorías per serving

MODIFICACIONES
PARA LA FASE 3:
Agregue otras verduras
que no contengan
almidón.

En una sartén, dore ligeramente los cubos de carne, la cebolla y el ajo. Agregue el agua, las verduras y las especias, y hierva. Baje el fuego y cocine a fuego lento de 30 minutos a una hora aproximadamente, o hasta que la carne esté tierna. Agregue la cantidad necesaria de agua para crear la consistencia de un estofado. Sírvalo caliente y disfrútelo. Decore con perejil. Esta receta también puede hacerse en una olla de cocción lenta. Sólo debe agregar más agua y cocinar lentamente el trozo de carne de 100 gramos entero en vez de cortar la carne en cubos.

ACLARACIÓN: Éste es un plato que se cocina a fuego lento, por lo cual, para preparar varias porciones le recomendamos que pese en incrementos de cien gramos y luego divida en porciones iguales cuando finalice el proceso de cocción.

Kebabs de carne asada y manzana

Ingredientes
100 gramos de carne magra de buena calidad o de pollo en trozos
1 manzana cortada en trozos grandes
¼ de cebolla cortada en capas
½ taza de caldo de carne, pollo o verdura
2 cucharadas de vinagre de manzana
1 cucharada de aminoácidos líquidos Bragg o caldo compatible
Stevia al gusto

Rinde una porción
(1 porción de proteína,
1 porción de fruta)

21 gramos de proteína

8 gramos de grasa

240 calorías

▶ Marine la carne o el pollo en el caldo, el vinagre y las especias. Alterne la manzana, la cebolla y los trozos de carne o pollo en pinchos de madera o de metal (si utiliza pinchos de madera, sumérjalos en agua durante unos minutos para que no se quemen). Colóquelos directamente en la parrilla o en una placa forrada con papel de aluminio y cocínelos hasta que alcancen el punto de cocción deseado. Rocíe frecuentemente con el adobo restante. Caliente el adobo restante en una sartén pequeña y úselo como salsa.

Rollitos de acelga rellenos

Ingredientes
100 gramos de carne molida (picada) magra (por porción)
1 o más hojas grandes de acelga de cualquier tipo
1 taza de caldo de carne
1 cucharada de cebolla, finamente picada
1 diente de ajo, aplastado y picado
1/8 de cucharadita de albahaca
1/8 de cucharadita de orégano
1/8 de cucharadita de cebolla en polvo
1/8 de cucharadita de ajo en polvo
Pimienta de Cayena al gusto
Sal y pimienta al gusto

Rinde una porción
(1 porción de proteína,
1 porción de verdura)

22 gramos de proteína

9 gramos de grasa

175 calorías (agregue
50 calorías más si utiliza
salsa marinara)

▶ Cocine la carne molida (picada) con un poco de agua. Agregue las especias, el ajo y la cebolla a la carne. Cocine lentamente las hojas de acelga al vapor hasta que estén tiernas. Envuelva la carne molida en la hoja de acelga como si fuera un burrito. Coloque los rollitos en una fuente para hornear. Cúbralos con caldo de carne y hornéelos a 350° durante 20 minutos. Decore con especias o perejil picado fresco.

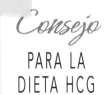
Consejo
PARA LA
DIETA HCG
Busque alimentos al por mayor que estén a buen precio y congele lo que no utilice de inmediato.

Camarones al curry con tomates (jitomates)

Ingredientes
100 gramos de camarones
½ taza de caldo de verdura o agua
1 ½ taza de tomates (jitomates) picados
1 cucharada de cebolla picada
1 diente de ajo, aplastado y picado
1/8 de cucharadita de curry o cantidad al gusto
1/8 de cucharadita de cebolla en polvo
1/8 de cucharadita de ajo en polvo
Una pizca de pimienta de Jamaica
Stevia al gusto

Rinde una porción
(1 porción de proteína,
1 porción de verdura)
20 gramos de proteína
1,5 gramos de grasa
165 calorías

> Saltee los camarones con la cebolla y el ajo durante 3 minutos o hasta que estén cocidos. Agregue el caldo de verdura, el curry y la Stevia. Agregue ajo y cebolla en polvo para espesar la mezcla. Cocine de 5 a 10 minutos a fuego medio. Agregue agua o reduzca el líquido hasta lograr la consistencia deseada.

Estofado de camarones

Ingredientes
100 gramos de camarones
½ taza de caldo de verdura o de agua
1 ½ tazas de apio picado
1 diente de ajo, aplastado y picado
1 cucharada de cebolla morada picada
1 cucharada de cebollita de Cambray (cebolla de verdeo) picada
Una pizca de tomillo
Una pizca de pimienta de Cayena al gusto
Sal y pimienta al gusto

Rinde una porción
(1 porción de proteína,
1 porción de verdura)
21 gramos de proteína
2 gramos de grasa
135 calorías

MODIFICACIONES
PARA LA FASE 3:
Comience a preparar
la salsa dorando la
mantequilla (manteca).
Agregue un poco de jerez
seco a la salsa y coloque
trozos de mantequilla fría
para obtener una salsa
más sabrosa.

> Agregue las especias y las verduras al caldo y cocine a fuego lento durante 15 minutos hasta que el apio esté tierno. Agregue los camarones a la mezcla y cocine la preparación durante otros 10 ó 20 minutos. Sirva caliente.

Camarones a la criolla

Ingredientes

100 gramos de camarones
½ taza de caldo de verdura o de agua
1 diente de ajo, aplastado y picado
1 cucharada de cebolla picada
¼ de cucharadita de rábano picante
1/8 de cucharadita de ajo en polvo
1/8 de cucharadita de cebolla en polvo
1-2 cucharaditas de salsa picante
2 cucharadas de jugo de limón
Una pizca de tomillo
1 hoja de laurel
Una pizca de polvo de sasafrás o Stevia con sabor a cerveza de raíz
Una pizca de saborizante de humo líquido (opcional)
Pimienta de Cayena al gusto
Sal y pimienta negra al gusto

Rinde una porción
(1 porción de proteína)

20 gramos de proteína

1,5 gramos de grasa

115 calorías

Mezcle los ingredientes líquidos, la cebolla, el ajo y las especias. Cocine a fuego lento durante 10 minutos en una sartén pequeña. Agregue los camarones y cocine la preparación durante otros 5 minutos. Agregue sal y pimienta al gusto. Desglase la sartén periódicamente agregando agua o caldo. Sírvalo caliente o frío sobre una ensalada o con espárragos frescos.

Camarones Scampi

Ingredientes

100 gramos de camarones
¼ de taza de caldo de verdura o de agua
3 cucharadas de jugo de limón
4 dientes de ajo, aplastados y picados
Una pizca de ajo en polvo
Una pizca de cebolla en polvo
Una pizca de chile (chili) o pimienta de Cayena en polvo al gusto
Sal y pimienta al gusto

Rinde una porción
(1 porción de proteína)

20 gramos de proteína

1,5 gramos de grasa

115 calorías

Agregue el ajo a los ingredientes líquidos. Agregue los camarones y las demás especias. Cocine de 5 a 7 minutos hasta que los camarones estén rosados y el líquido se reduzca. Sírvalo caliente o frío con una ensalada o sobre un cama de espinaca.

Camarones con jengibre

Ingredientes
100 gramos de camarones
¼ de taza de caldo de verdura o de agua
2 cucharadas de jugo de limón
2 cucharadas de jugo de naranja (opcional)
1 cucharada de aminoácidos líquidos Bragg o caldo compatible
¼ de cucharadita de jengibre, fresco o en polvo
Una pizca de chile (chili) en polvo
Una pizca de ajo en polvo
Una pizca de cebolla en polvo
Stevia al gusto
Sal y pimienta negra al gusto

Rinde una porción
(1 porción de proteína)

20 gramos de proteína

1,5 gramos de grasa

125 calorías

▶ Mezcle las especias secas con el caldo de vegetales y los ingredientes líquidos. Saltee con los camarones en una sartén pequeña mezclando constantemente hasta que todo esté cocido. Agregue agua para desglasar la sartén periódicamente hasta lograr la consistencia deseada.

Camarones salteados a la pimienta negra

Ingredientes
100 gramos de camarones
1 porción de migas de tostada Melba (opcional)
2 cucharadas de jugo de limón
1 cucharada de jugo de alcaparras
Sal y pimienta negra fresca molida al gusto

Rinde una porción
(1 porción de tostada Melba, 1 porción de proteína)

20 gramos de proteína

1,5 gramos de grasa

120 calorías

▶ Mezcle las migas de tostada Melba con sal y una cantidad generosa de pimienta negra. Cubra los camarones con la mezcla de tostada Melba/ pimienta, colóquelos en una sartén y saltéelos a fuego fuerte en un poco de jugo de limón hasta que estén bien cocidos. Sirva caliente y decore con limón y pimienta negra fresca molida.

Jambalaya

Ingredientes

100 gramos de camarones (se puede utilizar pollo, carne
o **salchichas de pollo** (ver receta)
1 ½ taza de tomate (jitomate) o apio, picado
(el tomate agrega 25 calorías más)
1 taza de caldo de verdura o de agua
1 cucharada de jugo de limón
1 cucharada de cebolla picada
1 diente de ajo, aplastado y picado
Unas gotas de salsa Worcestershire
Unas gotas de salsa picante
Unas gotas de humo líquido (opcional)
Una pizca de pimienta de Cayena al gusto
1/8 de cucharadita de ajo en polvo
1/8 de cucharadita de cebolla en polvo
Una pizca de tomillo
Sal y pimienta
Cantidad necesaria de agua

Rinde una porción
(1 porción de proteína,
1 porción de verdura,
1 porción de fruta)

21 gramos de proteína

2 gramos de grasa

150 calorías

MODIFICACIONES
PARA LA FASE 3:
Agregue pimientos
rojos y verdes picados,
otros mariscos, pollo,
salchichas, etc.

▶ Saltee los camarones o el pollo con el apio o los tomates (jitomates), el ajo y
la cebolla en el jugo de limón hasta que estén cocidos o ligeramente dorados.
Desglase la sartén con caldo y agregue los condimentos. Cocine a fuego lento
durante 20 a 30 minutos aproximadamente hasta que el líquido se reduzca un
poco, agregue más caldo o agua hasta lograr la consistencia deseada.

Consejo

PARA LA
DIETA HCG

*Cocine un estofado
por adelantado. Pese
la carne en crudo
en porciones de
100 gramos, luego
divídala en porciones
individuales cuando
finalice el proceso de
cocción.*

Camarones envueltos al jengibre

Ingredientes

100 gramos de camarones
1 o más hojas de col (repollo) o lechuga
1 taza de caldo de verdura o de agua
2 cucharaditas de vinagre de manzana
1 cucharada de aminoácidos líquidos Bragg o caldo compatible
1 diente de ajo, aplastado y picado
Una pizca de jengibre fresco
1 cucharada de cebollita de Cambray (cebolla de verdeo) finamente picada
1 porción de **Salsa de naranja picante** (opcional, para salsear. Ver receta)
Sal y pimienta al gusto

▶ Cocine ligeramente las hojas de col (repollo) al vapor y colóquelas a un costado. Cocine los camarones con las especias y píquelos junto con la cebollita de Cambray (de verdeo). Envuelva la mezcla de camarones en las hojas de col o lechuga y disfrute su plato con la salsa. Otra alternativa es colocar muchos rollos en una fuente pequeña para horno. Cubra los rollos con caldo de verdura y hornee durante 25 minutos a 350°. Variaciones: Moje los rollos en la **Salsa dulce de wasabi** (ver receta) o decore con algunas gotas de aminoácidos líquidos Bragg o caldo compatible.

Rinde una porción
(1 porción de proteína,
1 porción de verdura)

20 gramos de proteína

2 gramos de grasa

165 calorías

MODIFICACIONES
PARA LA FASE 3:
Agregue un poco
de aceite de ajonjolí
(sésamo), cacahuate (maní)
o chile (chili) picante a
la mezcla de camarones
para realzar el sabor.

Pescado al horno con curry

Ingredientes

100 gramos de pescado blanco
2 cucharadas de jugo de limón
1 porción de migas de tostada Melba
1 cucharada de cebolla, finamente picada
1 diente de ajo, aplastado y picado
1/8 de cucharadita de cebolla en polvo
1/8 de cucharadita de ajo en polvo
1/8 de cucharadita de curry en polvo
Sal y pimienta al gusto
Perejil fresco

▶ Mezcle las especias secas y las migas de tostada Melba. Coloque el pescado en la mezcla de Melba y especias hasta cubrirlo completamente. Cocine el pescado a la parrilla hasta que esté cocido y la mezcla de migas y hierbas esté dorada. Decore con rodajas de limón y perejil fresco.

Rinde una porción
(1 porción de tostada
Melba, 1 porción
de proteína)

20 gramos de proteína

5 gramos de grasa

137 calorías

Tilapia con hierbas

Ingredientes

100 gramos de Tilapia (puede reemplazarlo con cualquier pescado blanco)
2 cucharadas de jugo de limón
1 diente de ajo, aplastado y picado
1 cucharada de cebolla picada
Una pizca de eneldo
Perejil fresco
Sal y pimienta negra al gusto

Rinde una porción
(1 porción de proteína)

20 gramos de proteína

1,5 gramos de grasa

115 calorías

Saltee el pescado en jugo de limón con un poco de agua, luego agregue la cebolla, el ajo y las hierbas frescas. Decore con perejil picado. Otra opción es cocinarlo en el horno con un poco de agua a 350º durante 20 minutos hasta que el pescado esté tierno y sabroso.

Variaciones: orégano, tomillo o estragón.

Pescado blanco escalfado

Ingredientes

100 gramos de pescado blanco por porción
½ taza de caldo de verdura o de agua
1 cucharada de jugo de limón
1 cucharada de cebolla picada
1 diente de ajo, aplastado y picado
½ cucharadita de jengibre fresco
Una pizca de ralladura de naranja
Sal y pimienta al gusto
Stevia al gusto

Rinde una porción
(1 porción de proteína)

20 gramos de proteína

4 gramos de grasa

137 calorías

Caliente el caldo de verdura en una sartén pequeña. Agregue el jugo de limón, la cebolla, el ajo y las especias. Cocine el filete de pescado blanco a fuego lento de 5 a 10 minutos hasta que esté tierno y cocido completamente. También se pueden envolver en papel de aluminio y colocarse en la parrilla. Para servir, cubra con los jugos de cocción a modo de salsa.

Consejo
PARA LA
DIETA HCG

Puede reemplazar cualquier pescado blanco fresco magro en cualquiera de las recetas de pescado de este libro, para que pueda elegir el tipo de pescado que le resulte más conveniente o que esté disponible según la estación del año.

Pasteles de cangrejo

Ingredientes
100 gramos de carne de cangrejo
1 porción de migas de tostada Melba
1 cucharada de jugo de limón
1 cucharadita de vinagre de manzana
1/8 de cucharadita de cebolla en polvo
1/8 de cucharadita de ajo en polvo
1 cucharada de cebolla, finamente picada
1 diente de ajo, aplastado y picado
Pimienta de Cayena al gusto
Sal y pimienta negra al gusto

▷ Mezcle los ingredientes en un recipiente pequeño y forme pasteles.
▷ Coloque los pasteles de cangrejo en moldes para panecillos y hornéelos a
   350° de 10 a 20 minutos aproximadamente, hasta que estén dorados. La
mezcla de cangrejo también se puede saltear hasta que esté tibia o se puede
enfriar y servir sobre una ensalada de hojas verdes con una decoración de
limón y migas de tostada Melba.

Rinde una porción
(1 porción de tostada
Melba, 1 porción de
proteína)

20 gramos de proteína

1 gramo de grasa

125 calorías

MODIFICACIONES
PARA LA FASE 3:
Agregue un poco de
huevo a la mezcla de
cangrejo y fríalo con un
poco de mantequilla
(manteca) o aceite.
Sírvalo con una salsa
cremosa picante estilo
cajún o con mayonesa.

Pescado al horno estilo cajún

Ingredientes
100 gramos de pescado blanco
1 porción de migas de tostada Melba
1/8 de cucharadita de cebolla en polvo
1/8 de cucharadita de ajo en polvo
Una pizca de pimienta de Cayena al gusto
Una pizca de tomillo
Sal y pimienta negra al gusto

▷ Mezcle las especias y las migas de tostada Melba. Moje el pescado en jugo
▷ de limón y cúbralo con la mezcla de especias. Hornéelo a 350° durante
   20 minutos o áselo a la parrilla hasta que esté ligeramente dorado. Decore
con perejil.

Rinde una porción
(1 porción de tostada
Melba, 1 porción de
proteína)

20 gramos de proteína

4 gramos de grasa

120 calorías

MODIFICACIONES
PARA LA FASE 3: Pase
el pescado por huevo y
pincélelo con aceite de
oliva, sirva con una salsa
de crema estilo cajún.

Pescado con limón y eneldo

Ingredientes

100 gramos de cualquier pescado blanco
4 cucharadas de jugo de limón
¼ de taza de caldo de verdura o de agua
1 cucharadita de vinagre de manzana
1 cucharada de eneldo fresco
1 diente de ajo, aplastado y picado
1 cucharada de cebolla picada
Sal y pimienta negra al gusto

Rinde una porción
(1 porción de proteína)

20 gramos de proteína

3 gramos de grasa

110 calorías

▶ Saltee el pescado con el jugo de limón, e caldo de verdura l vinagre.
  Agregue el ajo, la cebolla y el eneldo fresc   Cocine duran   a 10 minutos
  más o hasta que el pescado esté completam te cocido. De re con
rodajas de limón.

Camarones con tomates (jitomates) a la italiana

Ingredientes

100 gramos de camarones
1 ½ taza de tomates (jitomates) picados
¼ de taza de caldo de verdura o de agua
2 cucharadas de jugo de limón
¼ de cucharadita de albahaca disecada o fresca
2 dientes de ajo, aplastados y picados
Una pizca de orégano fresco o seco
Una pizca de escamas (hojuelas) de chile rojo
Sal y pimienta negra al gusto

Rinde una porción
(1 porción de proteína,
1 porción de verdura)

20 gramos de proteína

1,5 gramos de grasa

160 calorías

MODIFICACIONES
PARA LA FASE 3: Saltee
con un poco de aceite de
oliva, agregue calabacita
(zucchini) u otras verduras
y decore con queso
parmesano rallado fresco.

▶ Saltee la cebolla, el ajo y las especias en caldo y jugo de limón. Agregue las
  especias y cocine durante 5 minutos. Agregue los camarones y los tomates
  (jitomates) y cocine hasta que los camarones estén rosados y bien cocidos.

Camarones salteados con wasabi dulce

Ingredientes
100 gramos de camarones
1 porción de la receta de **Marinada dulce de wasabi**
1 cucharada de cebolla picada
Una pizca de jengibre
Stevia disecada o fresca al gusto

Rinde una porción
(1 porción de proteína)

20 gramos de proteína

1,5 gramos de grasa

110 calorías

▶ Saltee los camarones con cebolla en la marinada de wasabi. Sírvalo caliente o disfrútelo frío sobre una ensalada de hojas verdes.

Camarones picantes a la mostaza con acelga

Ingredientes
100 gramos de camarones
1 ½ taza de acelga picada
½ taza de caldo de verdura o de agua
3 cucharadas de **Mostaza casera** (ver receta)
1 cucharada de aminoácidos líquidos Bragg o caldo compatible
1 cucharada de vinagre de manzana
2 cucharadas de jugo de limón
Una pizca de escamas (hojuelas) de chile rojo
2 cucharadas de cebolla picada
2 dientes de ajo, cortados en rodajas
Sal y pimienta al gusto

Rinde una porción
(1 porción de proteína,
1 porción de verdura)

21 gramos de proteína

1,5 gramos de grasa

145 calorías

MODIFICACIONES
PARA LA FASE 3: Cocine
con un poco de aceite de
oliva, aceite de ajonjolí
(sésamo) o aceite de
nueces y cubra con dos
cucharadas de almendras
tostadas y picadas.

▶ Saltee los camarones con la cebolla, el ajo, los aminoácidos líquidos Bragg o caldo compatible, el vinagre, el jugo de limón y la mostaza hasta que estén cocidos. Retire los camarones y desglase la sartén con el caldo de verdura. Agregue la acelga al caldo y cocine, revolviendo ocasionalmente hasta que la acelga esté tierna. Agregue un poco de agua si es necesario. Coloque encima los camarones a la mostaza, y disfrute.

Pescado blanco al horno con espárragos

Ingredientes

100 gramos de pescado blanco (prepare varias porciones para obtener mejores resultados)
1½ taza de espárragos por porción de pescado
1 porción de migas de tostada Melba por porción
½ taza de caldo de verdura o de agua
2 cucharadas de jugo de alcaparras
4 cucharadas de jugo de limón
1 diente de ajo, aplastado y picado
1 cucharada de cebolla picada
¼ de cucharadita de eneldo, seco o fresco
Una pizca de estragón
Perejil
Sal y pimienta al gusto

Rinde una porción
(1 porción de proteína,
1 porción de verdura,
1 porción de tostada
Melba)

21 gramos de proteína

4 gramos de grasa

215 calorías

Coloque el pescado y los espárragos en una fuente pequeña para horno. Mezcle el caldo de verdura con las especias y viértalo sobre el pescado y los espárragos. Decore con las migas de tostadas Melba y hornee a 350° durante 20 minutos aproximadamente o hasta que el pescado y los espárragos estén totalmente cocidos y las migas estén ligeramente doradas. Cubra con el resto de salsa, perejil fresco, y sírvalo con rodajas de limón. Este plato también se puede cocinar a la parrilla. Sólo debe envolver el pescado y los espárragos en papel de aluminio, condimentarlos con las especias y humedecerlos con el caldo de verdura.

Pescado escalfado con tomillo

Ingredientes

100 gramos de pescado blanco
½ taza de caldo de verdura o de agua
2 cucharadas de jugo de alcaparras
2 cucharadas de jugo de limón
1 cucharadita de vinagre de manzana
1 diente de ajo, aplastado y picado
1 cucharada de cebolla morada, picada
1/8 de cucharadita de tomillo
Sal y pimienta al gusto

Rinde una porción
(1 porción de proteína)

20 gramos de proteína

2 gramos de grasa

140 calorías

MODIFICACIONES
PARA LA FASE 3:
Pincele el pescado con
mantequilla (manteca)
derretida o aceite de
oliva, decore con una
cucharada de alcaparras.

Agregue el ajo, la cebolla y las especias a los ingredientes líquidos. Agregue el pescado y cocine a fuego lento durante 5 minutos o hasta que el pescado esté totalmente cocido. Decore con perejil y limón.

Pescado blanco envuelto a la parrilla con glaseado de limón o naranja

Ingredientes
100 gramos de pescado blanco
3 rodajas de naranja
3 cucharadas de jugo de naranja (opcional)
1 cucharada de jugo de limón
1 cucharada de cebollita de Cambray (cebolla de verdeo) picada
Una pizca de ajo en polvo
Una pizca de cebolla en polvo
Sal y pimienta al gusto
Stevia al gusto

Rinde una porción
(1 porción de proteína,
1 porción de fruta)

16 gramos de proteína

1 gramo de grasa

115 calorías 115

Coloque el pescado sobre papel de aluminio. Rocíelo con el jugo y las especias. Cubra con rodajas de naranja o limón. Envuélvalo y colóquelo sobre la parrilla o en el horno a 350° de 10 a 15 minutos hasta que esté bien cocido y tierno. Sirva con los jugos y con rodajas de naranja. Espolvoree con perejil.

Camarones dulces con naranja y pimienta

Ingredientes
100 gramos de camarones
1 cucharada de cebolla picada
1 porción de **Marinada dulce de naranja** (ver receta)
Algunas rodajas de naranja, picadas
Pimienta negra al gusto
Stevia al gusto

Rinde una porción
(1 porción de proteína,
1 porción de fruta)

20 gramos de proteína

2 gramos de grasa

125 calorías

Deje los camarones durante 30 minutos en la marinada. Coloque los camarones y el resto de la marinada en una sartén pequeña junto con algunas rodajas de naranja picada. Agregue pimienta negra al gusto. Desglase la sartén periódicamente con agua. Saltee hasta que los camarones estén cocidos y tiernos, y la salsa tenga la consistencia correcta.

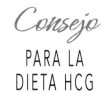

Consejo
PARA LA
DIETA HCG

Triture una porción de tostadas Melba, mezcle con hierbas y use esta preparación para decorar pescado o pollo al horno.

Medallones de langosta en salsa de tomate (jitomate)

Ingredientes

100 gramos de cola de langosta cruda
1 ½ taza de tomates picados
2 onzas (56 gramos) de salsa de tomate (jitomate)
2 cucharadas de jugo de limón
1 diente de ajo, aplastado y picado
1 cucharada de cebolla picada
1 hoja de laurel
1/8 de cucharadita de tomillo
1/8 de cucharadita de estragón fresco, picado
Pimienta de Cayena al gusto
Sal y pimienta al gusto
Perejil picado
Sal y pimienta negra fresca molida al gusto

Rinde una porción
(1 porción de proteína,
1 porción de verdura)

23 gramos de proteína

2 gramos de grasa

175 calorías

MODIFICACIONES
PARA LA FASE 3:
Agregue un poco de
aceite de oliva y cubos
pequeños de mantequilla
(manteca) sin sal fría y
revuelva rápido para
que la salsa se espese.
Agregue un poco de vino
blanco o jerez seco y una
cucharada de crema.

▶ Corte medallones de la cola de langosta. Pese porciones de 100 gramos en crudo. Saltee la langosta en jugo de limón y un poco de agua, luego agregue el ajo, la cebolla, los tomates (jitomates), la salsa de tomate y las especias. Cocine a fuego lento durante 10 a 15 minutos y sirva.

Langosta rellena al horno

Ingredientes

100 gramos de cola de langosta cruda
1 porción de migas de tostada Melba
½ taza de caldo de verdura o de agua
1 cucharada de cebolla picada
1 diente de ajo, aplastado y picado
1/8 de cucharadita de ajo en polvo
1/8 de cucharadita de cebolla en polvo
Páprika al gusto
Sal y pimienta al gusto

Rinde una porción
(1 porción de tostada
Melba, 1 porción de
proteína)

20 gramos de proteína

1 gramo de grasa

115 calorías

MODIFICACIONES
PARA LA FASE 3:
Agregue queso
parmesano al relleno y
sirva con mantequilla
(manteca) derretida.

▶ Mezcle las migas de tostada Melba con las especias, el ajo y la cebolla. Rellene la cola de langosta con la mezcla de Melba y coloque en una fuente para horno con el relleno hacia arriba. Vierta el caldo de verdura sobre la langosta, espolvoréela con un poco de páprika y hornee a 350° durante 20 minutos aproximadamente. Dore durante 1 o 2 minutos más. Agregue sal y pimienta al gusto y sirva con rodajas de limón.

Camarones con cebolla caramelizada

Ingredientes
100 gramos de camarones
Cebolla en aros (la cebolla entera se cuenta como una verdura)
¼ de taza de agua
3 cucharadas de jugo de limón
1 cucharada de aminoácidos líquidos Bragg o caldo compatible
Vainilla líquida
Stevia al gusto
Sal y pimienta al gusto

Rinde una porción
(1 porción de proteína,
1 porción de verdura)

22 gramos de proteína

1,5 gramos de grasa

200 calorías

> Caliente los ingredientes líquidos a fuego alto en una pequeña sartén. Agregue la Stevia, sal y pimienta, la cebolla y los camarones. Desglase varias veces con un poco de agua para conseguir una salsa caramelizada.

Camarones agridulces

Ingredientes
100 gramos de camarones
1 taza de agua
½ limón con cáscara
½ naranja con cáscara
2 cucharadas de aminoácidos líquidos Bragg o caldo compatible
1 cucharada de cebolla picada
1 diente de ajo, aplastado y picado
Pimienta de Cayena al gusto
Sal y pimienta al gusto
Stevia al gusto

Rinde una porción
(1 porción de proteína,
1 porción de fruta)

20 gramos de proteína

2 gramos de grasa

110 calorías

MODIFICACIONES
PARA LA FASE 3:
Agregue pimientos rojos
y verdes a la mezcla.
Agregue aceite de ajonjolí
(sésamo) o de chile (chili)
y una pequeña cantidad
de piña fresca. (La piña
se debe utilizar con
moderación debido a su
alto contenido de azúcar).

> Hierva 1 taza de agua con ½ limón y ½ naranja con cáscara hasta que la pulpa se desprenda del centro. Raspe la pulpa restante y deseche las cáscaras. Agregue la cebolla, el ajo, los aminoácidos líquidos y las especias, y reduzca el líquido a la mitad. Agregue los camarones a la salsa y saltee durante 5 a 7 minutos hasta que los camarones estén cocidos.

Camarones con menta y cilantro

Ingredientes
100 gramos de camarones
2 cucharadas de cilantro fresco, finamente picado
1 cucharada de menta fresca, finamente picada
1 cucharadita de perejil italiano fresco
1 diente de ajo, aplastado y picado
2 cucharadas de jugo de limón
Sal y pimienta al gusto
Stevia (opcional)

▶ En una sartén pequeña, saltee el ajo en jugo de limón. Agregue los camarones, el cilantro, la menta y el perejil. Saltee juntos estos ingredientes hasta que los camarones estén cocidos y cubiertos con la mezcla de hierbas. Agregue un poco más de agua o jugo de limón si es necesario. Decore con rodajas de limón.

Rinde una porción
(1 porción de proteína)
20 gramos de proteína
1,5 gramos de grasa
105 calorías

MODIFICACIONES
PARA LA FASE 3:
Agregue un poco de aceite de oliva y queso parmesano, y decore con nueces o piñones.

Pescado blanco con tomates (jitomates) y cebollas

Ingredientes
100 gramos de pescado blanco
1 ½ taza de tomates (jitomates) picados
2 cucharadas de cebolla picada
1 diente de ajo, aplastado y picado
½ taza de caldo de verdura o agua
Sal y pimienta al gusto

▶ Saltee las cebollas y el ajo en caldo de verdura. Agregue el pescado blanco y las especias hasta que el pescado esté casi cocido durante 5 minutos aproximadamente. Agregue los tomates (jitomates) frescos picados y cocine a fuego lento otros 5 minutos. Sirva caliente, agregue sal y pimienta al gusto. Decore con perejil.

Rinde una porción
(1 porción de proteína,
1 porción de verdura)
22 gramos de proteína
2 gramos de grasa
160 calorías

MODIFICACIONES
PARA LA FASE 3: Saltee las cebollas y el ajo en mantequilla (manteca). Agregue ¼ de taza de mitad de leche y mitad de crema.

Pargo salteado con salsa de limón y pimienta

Ingredientes
100 gramos de pargo rojo
¼ de taza de caldo de verdura o agua
2 cucharadas de jugo de limón
2 cucharadas de jugo de alcaparras
Una pizca de ajo en polvo
Una pizca de cebolla en polvo
Una pizca de pimienta de Cayena (opcional)
Sal y pimienta molida fresca al gusto

Rinde una porción
(1 porción de proteína)

20 gramos de proteína

1,5 gramos de grasa

110 calorías

MODIFICACIONES
PARA LA FASE 3:
Agregue pequeños cubos de mantequilla (manteca) sin sal para obtener una salsa de mantequilla aromatizada con limón.

▸ Agregue las especias secas al caldo y los ingredientes líquidos. Saltee el pescado en la salsa durante 5 a 10 minutos hasta que esté totalmente cocido.

Pargo rojo tostado

Ingredientes
100 gramos de pargo rojo

Mezcla de especias para tostar

Ingredientes
2 cucharaditas de páprika
4 cucharaditas de tomillo
2 cucharaditas de cebolla en polvo
2 cucharaditas de ajo en polvo
1 cucharadita de pimienta de Cayena
2 cucharaditas de orégano
½ cucharadita de comino
½ cucharadita de nuez moscada en polvo
2 cucharaditas de sal
2 cucharaditas de pimienta negra
Stevia

Rinde una porción
(1 porción de proteína)

20 gramos de proteína

2 gramos de grasa

110 calorías

▸ Mezcle bien las especias en un frasco con tapa y agítelo. En un plato desechable coloque la cantidad suficiente de la mezcla de especias para cubrir los filetes de pescado completamente. Precaliente una sartén a fuego alto. Agregue el pescado seco y cocine rápido hasta que las especias estén tostadas y el pescado esté completamente cocido. Sirva caliente. Decore con limón y perejil fresco. Guarde el resto de la mezcla de especias para tostar, ya que podrá usarla después. También se puede utilizar pollo.

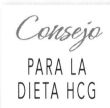

Consejo
PARA LA
DIETA HCG

Muchas de las recetas de mariscos que se incluyen en este libro también se pueden preparar con pollo o carne.

Langosta al horno con salsa de limón picante

Ingredientes

100 gramos de cola de langosta en rodajas
1 porción de migas de tostada Melba
¼ de taza de agua
4 cucharadas de jugo de limón
Una pizca de escamas (hojuelas) de chile rojo
¼ de cucharadita de ajo en polvo
Una pizca de páprika
Una pizca de ralladura de limón
1 cucharada de perejil fresco, picado
Sal y pimienta al gusto

Rinde una porción
(1 porción de tostada Melba, 1 porción de proteína)

20 gramos de proteína

2 gramos de grasa

110 calorías

▶ En una sartén pequeña coloque el agua y el jugo de limón con las especias, y hierva. Deje que el líquido se reduzca y desglase ocasionalmente.
Coloque las rodajas de langosta en una fuente pequeña para hornear. Vierta la salsa de limón sobre la langosta y espolvoree con las migas de Melba, páprika, sal y pimienta molida fresca. Hornee las rodajas de langosta a 350° durante aproximadamente 15 minutos o hasta que la langosta esté totalmente cocida. Agregue un poco más de agua si es necesario para evitar que se queme. Sirva caliente y cubra con la salsa. Decore con rodajas de limón y espolvoree con ralladura de limón y perejil.

Pescado con salsa de cítricos

Ingredientes

100 gramos de pescado blanco
1 cucharada de cebolla picada
2 cucharadas de jugo de limón
Ralladura de limón y naranja al gusto
Rodajas de limón y naranja
Perejil picado
Sal y pimienta al gusto
Stevia al gusto

Rinde una porción
(1 porción de proteína, 1 porción de fruta)

20 gramos de proteína

2 gramos de grasa

110 calorías

▶ Mezcle el jugo de limón con la ralladura y un poco de Stevia. Rocíe el pescado con la mezcla y agregue sal, pimienta y rodajas de limón y naranja. Envuelva en papel de aluminio y coloque en la parrilla o en el horno a 350°. Cocine el pescado durante 5 a 10 minutos hasta que esté totalmente cocido. Sirva con limón y decore con perejil.

Pescado blanco con naranjas

Ingredientes

100 gramos de pescado

½ naranja en gajos

1 cucharada de aminoácidos líquidos Bragg o caldo compatible

1 cucharadita de vinagre de manzana

1/8 de cucharadita de jengibre fresco o en polvo

1 cucharada de cebollita de Cambray (cebolla de verdeo) picada

1 diente de ajo, aplastado y picado

Una pizca de escamas (hojuelas) de chile rojo

Stevia al gusto

Pimienta de Cayena al gusto

Un poco de agua, según sea necesario

Rinde una porción
(1 porción de proteína,
1 porción de fruta)

20 gramos de proteína

2 gramos de grasa

140 calorías

Saltee el dorado con un poco de agua, vinagre y la cucharada de aminoácidos líquidos. Agregue ajo, especias y Stevia. Agregue la ½ naranja en trozos o gajos. Cocine durante 5 a 10 minutos. Decore con la cebollita de Cambray (cebolla de verdeo) y sirva sobre una cama de espinaca cocida al vapor u otro tipo de verdura.

Consejo

PARA LA
DIETA HCG

Prepare varias porciones de las recetas al mismo tiempo para futuras comidas. Esto funciona bien especialmente con los platos al horno como los rollitos de col (repollo) o las recetas de pescado al horno. Sólo debe adaptar las salsas y las especias para las porciones individuales, según sea necesario.

Fideos/arroz de col (repollo)

Ingredientes

½ - 1 col (repollo), picada finamente en trozos del tamaño de un grano de arroz o de fideos

Especias a su elección

1 taza de caldo de pollo, verdura o agua

Arroz al estilo mexicano

1 taza de caldo de pollo o verdura

2 cucharadas de cebolla picada

1 diente de ajo, aplastado y picado

¼ de cucharadita de orégano mexicano

¼ de cucharadita de pimienta de Cayena al gusto

Una pizca de comino al gusto

Cilantro fresco picado

Sal y pimienta al gusto

Estilo italiano

1 taza de caldo de pollo o verdura

¼ de cucharadita de orégano fresco o seco

¼ de cucharadita de albahaca disecada o 5 hojas de albahaca fresca cortadas en tiras

2 cucharadas de cebolla picada

1 diente de ajo, aplastado y picado

Sal y pimienta al gusto

Estilo indio

½ cucharadita de curry

2 cucharadas de cebolla picada

1 diente de ajo, aplastado y picado

¼ de cucharadita de comino

Sal y pimienta al gusto

Estilo oriental

½ cucharadita de jengibre

2 cucharadas de aminoácidos líquidos Bragg o caldo compatible

2 cucharadas de jugo de limón

3 cucharadas de jugo de naranja (opcional)

2 cucharadas de cebolla picada

1 diente de ajo, aplastado y picado

Rinde 2 porciones
(1 porción de verduras)

3 gramos de proteína

0 grasa

90 calorías por porción

Consejo

PARA LA DIETA HCG

Coma cantidades moderadas de verduras. El Dr. Simeons es muy preciso sobre la mayoría de los alimentos de la Dieta HCG excepto con la cantidad de porciones de verduras. Puede consumir más o menos verduras de lo indicado en estas recetas, siempre y cuando no supere las 500 calorías por día. Para algunas personas puede ser útil tener la opción de comer más verduras si tienen hambre.

En una sartén grande saltee la col (repollo) con un poco de agua (se puede reemplazar con caldo de verdura o pollo) y los ingredientes líquidos. Agregue especias y cocine hasta que la col esté tierna, agregando agua según sea necesario. Si lo desea, agregue carne de res o pollo molida (picada) a la col condimentada.

103

Acelga con ajo y cebolla

Ingredientes
4- 6 tazas de acelga común o colorada
1 cucharada de vinagre de manzana
½ taza de caldo de verdura, pollo o agua
4 cucharadas de jugo de limón al gusto
6 dientes de ajo picados
2 cucharadas de cebolla picada
½ cucharadita de ajo en polvo
Sal y pimienta al gusto

Rinde 2 porciones
(1 porción de verduras)

2 gramos de proteína

0 grasa

30 calorías por porción

▶ En una sartén coloque la acelga, el agua, las cebollas, el ajo, las especias y los ingredientes líquidos y saltee durante 5 minutos o hasta que esté cocida a su gusto. Rocíe con jugo de limón, sal y pimienta al gusto.

Ensalada fría de achicoria

Ingredientes
1 taza de achicoria fresca, picada
2 cucharaditas de vinagre de manzana
1 cucharada de aminoácidos líquidos Bragg o caldo compatible
1 cucharada de jugo de limón
Sal y pimienta al gusto

Rinde una porción
(1 porción de verduras)

0 proteína

0 grasa

20 calorías

MODIFICACIONES
PARA LA FASE 3:
Agregue un poco aceite de oliva, de nueces o de avellanas. Espolvoree con 1 cucharada de nueces picadas y queso feta.

▶ Corte la achicoria bien fina. Agregue el vinagre de manzana y el jugo de limón. Agregue sal y pimienta negra fresca molida al gusto. Disfrute como guarnición o ensalada fría. Variaciones para la Fase 2: Agregue tomates (jitomates) y menta fresca picada o mezcle un poco de jugo de naranja. Agregue cebolla morada y ajos picados finamente o una manzana picada y Stevia.

Guarnición de cebollas caramelizadas

Ingredientes

½ cebolla grande cortada en aros finos
4 cucharadas de jugo de limón
Stevia sabor vainilla al gusto
Un poco de agua según sea necesario
Una pizca de sal

Rinde 4 porciones
0,5 gramo de proteína
0 grasa
50 calorías

▶ Precaliente una sartén. Agregue un poco de agua en la base de la sartén y agregue jugo de limón y Stevia. Coloque los aros de cebolla y cocine rápidamente desglasando periódicamente la sartén con un poco más de agua para crear una salsa dulce caramelizada. Sirva inmediatamente sobre el bistec o el pollo. Sirva con una cuchara el resto de la salsa que se formó al desglasar la sartén. Esta guarnición se puede servir fría y agregar como salsa para ensaladas.

Guarnición de cebolla morada al horno

Ingredientes

½ cebolla morada cortada en aros
¼ de taza de vinagre de manzana
2 cucharadas de jugo de limón
1 hoja de laurel o una pizca de laurel en polvo
1 diente de ajo, aplastado y picado
Una pizca de albahaca disecada y orégano (opcional)
Sal y pimienta al gusto
Un poco de agua

Rinde 4 porciones
0,5 gramo de proteína
0 grasa
50 calorías

MODIFICACIONES
PARA LA FASE 3: Pincele con aceite de oliva antes de hornear o saltee con mantequilla (manteca) dorada y especias. Cubra con queso parmesano o romano rallado. Pruebe a hornear esta guarnición cubierta con una rodaja de queso provolone o mozzarella.

▶ Coloque la cebolla en una fuente para hornear con el vinagre de manzana, el agua y las especias. Hornee a 375° durante 10 minutos. Sirva esta guarnición caliente sobre bistec o pollo, o fría sobre una ensalada. También se puede saltear en una sartén pequeña, desglasando periódicamente.

Variaciones para la Fase 2: Puede reemplazar las especias por un poco de romero, estragón o eneldo. También puede espolvorear condimento para aves.

Espinacas con ajo

Ingredientes
1½ taza de espinaca
½ taza de caldo de pollo o agua
2 cucharadas de jugo de limón
2 cucharadas de cebolla picada
2 dientes de ajo, aplastados y picados
¼ de cucharadita de cebolla en polvo
Una pizca de escamas (hojuelas) de chile rojo

Rinde 1-2 porciones
(1 porción de verduras)

2 gramos de proteína

0 grasa

35 calorías

Saltee ligeramente la cebolla y el ajo en una sartén con un poco de agua y jugo de limón hasta que estén tiernos. Agregue el ajo fresco y las especias.
Agregue las hojas de espinaca fresca y cocine ligeramente. Sirva con su plato preferido de pollo o pescado.

Col (repollo) al azafrán

Ingredientes
1 ½ taza de col (repollo) picada
1 taza de caldo de pollo o agua
2 cucharadas de cebolla finamente picada
1 diente de ajo, aplastado y picado
Una pizca de azafrán en polvo o en hebras ablandado
en agua y hecho una pasta.
1/8 de cucharadita de cúrcuma
Una pizca de mostaza en polvo
Sal y pimienta al gusto

Rinde 1-2 porciones
(1 porción de verduras)

1,5 gramos de proteína

0 grasa

60 calorías

En una sartén grande caliente el caldo de pollo y las especias. Agregue la col (repollo) y cubra la sartén con una tapa. Cocine la col hasta que esté tierna, agregue agua si es necesario para evitar que se queme y cúbrala con la mezcla de especias. Sirva caliente con pollo o fría a modo de ensalada.

Consejo
PARA LA
DIETA HCG

Vaya una vez por semana a hacer las compras para elegir productos espectaculares, frescos u orgánicos en su mercado o cooperativa local. Si va a la tienda local de comestibles, intente comprar las verduras lo más frescas posibles, ya que éstas aportan un valor nutricional óptimo.

Confitura de rábano

Ingredientes

8 rábanos rojos grandes
3 cucharadas de vinagre de manzana
Una pizca de ajo en polvo
Una pizca de cebolla en polvo
   Sal y pimienta al gusto
▶ Stevia al gusto (opcional)

Rinde 1-2 porciones
(1 porción de verduras)

1 gramo de proteína

0 grasa

20 calorías

   Mezcle las especias en polvo con los ingredientes líquidos. Corte los rábanos en cubos pequeños y marine en la mezcla líquida de 1 a 3 horas o hasta el otro día. Úsela como salsa para su porción de proteínas o como guarnición.

Espinaca condimentada al estilo indio

Ingredientes

1 ½ taza de espinaca
2 cucharadas de cebolla picada
¼ de taza de caldo de pollo o agua
1/8 de cucharadita de comino
1/8 de cucharadita de páprika
1/8 de cucharadita de cúrcuma
Una pizca de jengibre fresco rallado
   Una pizca de coriandro molido
▶ Sal y pimienta al gusto

Rinde 1-2 porciones
(1 porción de verduras)

2 gramos de proteína

0 grasa

35 calorías

MODIFICACIONES
PARA LA FASE 3:
Agregue mantequilla
(manteca) derretida o
clarificada. Agregue
trozos de queso panela
para preparar palak
paneer, un plato indio
tradicional.

   Saltee las especias en el caldo de pollo con la cebolla. Agregue las espinacas y revuelva suavemente hasta que estén cocidas. (Puede reemplazar las especias secas por ¼ de cucharadita de Garam Masala).

Variaciones: Agregue pollo o camarones.

Apio al horno

Ingredientes

1½ taza de apio

½ taza de caldo de carne, pollo o agua

2 cucharadas de jugo de limón

1 cucharada de aminoácidos líquidos Bragg o caldo compatible

2 cucharadas de cebolla picada

1 diente de ajo picado

1 hoja de laurel

Una pizca de escamas (hojuelas) de chile rojo

Páprika al gusto

    Sal y pimienta al gusto

Rinde 1-2 porciones
(1 porción de verduras)

2 gramos de proteína

0 grasa

38 calorías

▶ Corte el apio en bastones y colóquelos en una fuente para hornear. Disuelva las especias en los ingredientes líquidos y vierta esta mezcla sobre el apio. Hornee a 375° hasta que los bastones de apio estén tiernos y ligeramente dorados en la superficie. Sirva con los jugos de cocción y espolvoree con páprika. Agregue sal y pimienta al gusto.

Ensalada fría de tomate (jitomate)

Ingredientes

1 ½ taza de tomates (jitomates) picados

¼ taza de vinagre de manzana

1 cucharada de cebollita de Cambray (cebolla de verdeo), cortada en rodajas

1 diente de ajo, aplastado y picado

Una pizca de mostaza en polvo

¼ de cucharadita de albahaca

1/8 de cucharadita de tomillo

1/8 de cucharadita de orégano salvaje o mejorana

    Sal y pimienta al gusto

Rinde 2 porciones
(1 porción de verduras)

3 gramos de proteína

0 grasa

60 calorías

MODIFICACIONES
PARA LA FASE 3:
Agregue aceite de oliva o mayonesa, mezcle pequeñas rodajas de queso suizo o queso feta desmenuzado y aceitunas verdes cortadas.

▶ Combine las especias con el vinagre de manzana. Vierta sobre los trozos o rodajas de tomate (jitomate). Marine y deje enfriar durante 1 hora antes de servir.

Hojas de remolacha (betabel) en vinagre

(se puede reemplazar con espinacas)

Ingredientes

1½ taza de hojas de remolacha (betabel)
¼ de taza de vinagre de manzana
1 cucharada de jugo de limón
2 cucharadas de aminoácidos líquidos Bragg o caldo compatible
1 diente de ajo, aplastado y picado
2 cucharadas de cebolla picada
¼ de cucharadita de escamas (hojuelas) de chile rojo o cantidad al gusto
Sal y pimienta al gusto
Stevia al gusto (opcional)

▶ Mezcle los ingredientes líquidos con las especias. Vierta esta mezcla sobre las hojas de remolacha (betabel) y cocine durante 5 a 10 minutos, revolviendo ocasionalmente para mezclar las especias. Agregue agua según sea necesario. Sirva frío o caliente.

Rinde 1 o más porciones
(1 porción de verduras)

2 gramos de proteína

0 grasa

30 calorías

MODIFICACIONES
PARA LA FASE 3:
Agregue 2 cucharadas
de tocino (beicon)
desmenuzado a las hojas
para mejorar el sabor.

Espárragos asados (a la parrilla) con salsa de limón y romero

Ingredientes

1½ taza de espárragos (aproximadamente 5 puntas)
Jugo de ½ limón con cáscara
1 cucharada de aminoácidos líquidos Bragg o caldo compatible
1 diente de ajo, aplastado y picado
¼ de cucharadita de romero
Una pizca de ajo en polvo
Una pizca de cebolla en polvo
Pimienta de Cayena al gusto
Sal y pimienta al gusto

▶ Marine los espárragos en limón, ajo, sal, pimienta de Cayena y los aminoácidos líquidos. Cocine los espárragos al vapor o a la parrilla hasta que estén cocidos a su gusto. En una sartén pequeña coloque los restos de la marinada de limón junto con la cáscara de limón, ½ taza de agua y las especias, y cocine hasta que la pulpa comience a desprenderse. Puede agregar un poco de Stevia si lo desea para que el plato tenga un sabor más dulce. Reduzca el líquido a la mitad. Quite la cáscara de limón y vierta la salsa sobre los espárragos asados (a la parrilla). Decore con rodajas de limón, y agregue sal y pimienta al gusto.

Rinde una porción
(1 porción de verduras)

5 gramos de proteína

0 grasa

65 calorías

Consejo

PARA LA
DIETA HCG

Experimente con diferentes variedades de verduras en las recetas, como col china, de Napa y de Milán o diferentes variedades de tomates (jitomate) como tomate Roma (pera), Heirloom y cherry.

Kebab de frutas y verduras asadas

Ingredientes
1 manzana cortada en trozos grandes
¼ de cebolla, cortada en capas de 1 pulgada (2,5 cm.)
1 tomate (jitomate) cortado en trozos
1 cucharada de vinagre de manzana
1 cucharada de jugo de limón
½ cucharadita de hojas de menta, molidas
½ cucharadita de hojas de cilantro, molidas
Una pizca de pimienta de Jamaica
Stevia al gusto

Rinde una porción
(1 porción de verdura,
1 porción de fruta)

2 gramos de proteína

0 grasa

135 calorías

> Marine las frutas y las verduras en jugo de limón y vinagre con la Stevia y las especias en el refrigerador durante 20 minutos o más. Sumerja los pinchos de madera en agua durante 5 minutos. Alterne los trozos de manzana, los pétalos de cebolla y el tomate (jitomate) en los pinchos. Coloque en la parrilla durante 5 a 8 minutos o hasta que todo esté cocido a su gusto. Decore con hierbas y sirva con rodajas de limón.

Col (repollo) morada picante en vinagre

Ingredientes
1 ½ taza de col (repollo) morada, picada
1 manzana cortada en cubos
½ taza de vinagre de manzana
¼ de taza de agua
2 cucharadas de aminoácidos líquidos Bragg o caldo compatible
2 cucharadas de cebolla morada, picada
1 diente de ajo, aplastado y picado
Una pizca de escamas (hojuelas) de chile rojo
Sal y pimienta al gusto

Rinde 2 porciones
(1 porción de verdura,
1 porción de fruta)

2 gramos de proteína

0 grasa

145 calorías

> Cocine la col (repollo) y las manzanas a fuego lento en agua y vinagre de manzanas. Agregue las especias, la cebolla cortada, el ajo y Stevia. Agregue sal y pimienta al gusto. Sirva frío o caliente.

Hinojo con hierbas

Ingredientes

1 ½ taza de bulbos de hinojo, cortados en cubos
½ taza de caldo de verdura o agua
2 cucharadas de jugo de limón
La marinada o el aderezo que prefiera (ver la sección de **Aderezos,
Salsas y Marinadas** para más ideas).

Lave bien el hinojo fresco y córtelo. Cocine el hinojo durante
varios minutos en un poco de agua o caldo de verdura, y agregue pimienta,
limón, sal y hierbas frescas o secas. Pruebe con especias estilo italiano o
agregue especias tipo cajún. Cocine hasta que el bulbo esté tierno y delicioso.
El hinojo también se puede cocinar a la parrilla.

Rinde 1 o más porciones
(1 porción de verduras)

1 gramo de proteína

0 grasa

45 calorías

MODIFICACIONES
PARA LA FASE 3: Rocíe
con mantequilla (manteca)
derretida o aceite de
oliva. El hinojo tiene
un leve gusto a regaliz
y queda bien con el
pescado.

Achicoria picante

Ingredientes

1 taza de achicoria picada
Sal y pimienta al gusto
2 cucharadas de jugo de limón
¼ de taza de caldo de verdura o agua

Pique la achicoria. En una sartén pequeña coloque la achicoria en el caldo
y agregue jugo de limón, sal y pimienta. Cocine durante 3 a 5 minutos y
sirva caliente.

Rinde 1 o más porciones
(1 porción de verduras)

1 gramo de proteína

0 grasa

20 calorías

MODIFICACIONES
PARA LA FASE 3:
Agregue un poco de
mantequilla (manteca)
o aceite de oliva o no
incorpore el jugo de
limón. Agregue una
pequeña cantidad de
queso crema o mitad
de crema, mitad de
leche. Decore con queso
parmesano rallado o
agregue queso feta
desmenuzado.

Espárragos con hierbas

Ingredientes
5 puntas de espárragos
½ taza de caldo de verdura, pollo o agua
2 cucharadas de jugo de limón
1 diente de ajo, aplastado y picado
1 cucharada de cebolla picada
1 cucharadita de mezcla de hierbas italianas
Cantidad necesaria de agua

▷ Saltee ligeramente las cebollas, el ajo y las hierbas en el caldo de pollo durante un minuto aproximadamente. Agregue los espárragos y cocínelos hasta que estén tiernos. Cubra con una salsa de hierbas (agregue un poco de ajo y cebolla en polvo para obtener una salsa más espesa). Decore con perejil y rodajas de limón.

Rinde 1 o más porciones
(1 porción de verduras)

5 gramos de proteína

0 grasa

65 calorías

MODIFICACIONES
PARA LA FASE 3:
Agregue un poco de vino blanco. Incorpore cubos de mantequilla (manteca) fría revolviendo suavemente para crear una salsa de mantequilla u omita el jugo de limón y agregue ¼ de taza de crema, o mitad de crema, mitad de leche. Agregue algunas alcaparras y decore con hierbas frescas.

Tomate (jitomate) asado con cebolla

Ingredientes
4 rodajas finas de cebolla
4 rodajas gruesas de tomate (jitomate)
1-2 dientes de ajo, cortados en rodajas
2 hojas de albahaca fresca, cortadas
Un poco de orégano fresco o seco
Sal y pimienta negra al gusto
Stevia al gusto (opcional)
Unas gotas de jugo de limón

▷ Coloque las rodajas de cebolla en una [bandeja para hornear]. Condimente la cebolla con sal y pimie[nta y rocíe con el jugo] de limón. Coloque un poco de albaha[ca y ajo sobre la cebol]la. Cubra las rodajas de cebolla con rodajas [de tomate (jitomate).] Cubra el tomate con el resto de la albahaca [y el ajo. Hornee a] 375° durante 10 a 15 minutos o hasta que es[té cocido al gusto.] Rocíe con jugo de limón, y agregue sal y pimienta al gusto.

Rinde 4 porciones
(1 porción de verduras)

3 gramos de proteína

0 grasa

55 calorías

Consejo
PARA LA
DIETA HCG

Compre plantas aromáticas como albahaca, romero, menta, orégano y perejil, etc. Puede tener su propia huerta y disponer de hierbas frescas cuando quiera.

Hojas de remolacha (betabel) con especias

(se puede reemplazar con espinacas)

Ingredientes

1½ taza de hojas de remolacha (betabel)
¼ de taza de caldo de pollo o agua
4 cucharadas de jugo de limón
2 dientes de ajo, aplastados y picados
¼ de cucharadita de páprika
Una pizca de comino
Una pizca de ralladura de limón
Sal y pimienta al gusto

Rinde una porción
(1 porción de verduras)

1 gramo de proteína

0 grasa

30 calorías

MODIFICACIONES
PARA LA FASE 3: Decore
con una cucharada de
nueces pecán picadas.

Mezcle las especias con los ingredientes líquidos. Saltee ligeramente las hojas de remolacha (betabel) en la mezcla de especias. Sirva caliente y decore con limón y pimienta negra recién molida.

Ensalada fría de tomate (jitomate) con pesto

Ingredientes

2 tomates (jitomates) medianos o 3 tomates Roma (pera), cortados en rodajas
3 hojas de albahaca fresca, cortadas
1 rodaja de **Cebolla morada sabrosa** o de **Guarnición de cebolla caramelizada** (opcional. Ver receta)
1- 2 dientes de ajo, picados
2 cucharadas de jugo de limón
2 cucharadas de jugo de alcaparras
1 cucharada de vinagre de manzana

1-2 porciones
(1 porción de verduras)

3 gramos de proteína

0 grasa

65 calorías

MODIFICACIONES
PARA LA FASE 3: Alterne
capas de tomates
(jitomates) cortados
en rodajas con capas
de mozzarella fresca y
prepare una ensalada
caprese. Pincele con
aceite de oliva.

Agregue las especias y el vinagre a los tomates (jitomates) frescos, cubriéndolos totalmente. Marine durante 1 hora como mínimo. Cubra con la guarnición de cebollas y sirva.

Granizados/helados de fresa

Ingredientes
4-6 fresas medianas
3 cubos de hielo aproximadamente
Stevia en polvo o saborizada al gusto
½ cucharadita de vainilla en polvo o cacao (opcional)
2 cucharadas de jugo de limón
¼ de taza de agua

> Licue todos los ingredientes hasta que no haya grumos. Vierta en un plato o en moldes de helado y congele la preparación hasta que la consistencia sea firme.

Rinde una porción
(1 porción de fruta)

0,5 gramo de proteína

0 grasa

35 calorías

MODIFICACIONES
PARA LA FASE 3:
Agregue mitad de leche, mitad de crema o crema y claras de huevo batidas. Agregue nueces picadas y congele la preparación hasta obtener un postre con la consistencia de un helado de crema.

Helados de limón o naranja

Ingredientes
Jugo de ½ limón o jugo de 1 naranja pequeña
Stevia en polvo al gusto

> Agregue la Stevia al jugo de limón o de naranja. Vierta en los moldes de helado y congele.

Rinde una porción
(1 porción de fruta)

0 proteína

0 grasa

15 calorías (limón)
50 calorías (naranja)

Chips de manzana

Ingredientes
1 manzana
Una pizca de canela
Stevia al gusto

> Corte la manzana en rodajas finas y cúbralas con Stevia y canela. Coloque las rodajas en un deshidratador o cocine en el horno a 325° hasta que estén crujientes.

Rinde una porción
(1 porción de fruta)

0,5 gramo de proteína

0 grasa

85 calorías

Galletas de manzana

Ingredientes
Pulpa de 1 manzana
1/8 de cucharadita de canela
Una pizca de nuez moscada
1/8 de cucharadita de vainilla en polvo
Stevia al gusto
1 cucharada de jugo de limón

Rinde una porción
(1 porción de fruta)

0,5 gramo de proteína

0 grasa

45 calorías

MODIFICACIONES
PARA LA FASE 3:
Agregue nueces comunes
o pecán picadas y un
poco de mantequilla
(manteca) a la mezcla de
manzana, luego hornee.

▶ Mezcle la pulpa de 1 manzana (use el jugo para un Martini de manzana sin alcohol). Agregue la Stevia y las especias y forme galletas (1-2). Hornee las galletas durante 15 a 20 minutos aproximadamente o hasta que estén ligeramente doradas.

Rodajas de naranja glaseadas con especias

Ingredientes
1 naranja cortada en rodajas o en gajos
2 cucharadas de jugo de limón
¼ de cucharadita de canela
¼ de cucharadita de vainilla en polvo
Una pizca de nuez moscada al gusto
Una pizca de clavo de olor al gusto
Una pizca de cardamomo al gusto
Stevia en polvo al gusto

Rinde una porción
(1 porción de fruta)

1 gramo de proteína

0 grasa

65 calorías

▶ Mezcle las especias y la Stevia en polvo. Moje las rodajas de naranja en el jugo de limón y espolvoree con la mezcla de especias. Congele hasta que la consistencia sea firme.

Variaciones: Reemplace con fresas o rodajas de manzana.

Consejo

PARA LA
DIETA HCG

Pruebe algunas de las variedades saborizadas de la Stevia líquida cuando tenga ganas de comer algo dulce. Disfrute con fruta fresca, café o té. Algunos sabores disponibles son: vainilla, chocolate amargo, toffee inglés, menta, naranja, etc. Visite su tienda naturista o compre en Internet otras opciones de Stevia saborizada.

Rodajas de manzana con salsa de canela

Ingredientes

1 manzana, cortada en rodajas
3 cucharadas de jugo de limón
1 cucharadita de vinagre de manzana
1 cucharadita de canela
Una pizca de nuez moscada
Stevia en polvo al gusto

▶ En el microondas o en una sartén pequeña, caliente el líquido y los condimentos juntos, revolviendo constantemente. Sirva en un recipiente pequeño para salsas con rodajas de manzana frías u otra fruta.

Rinde una porción
(1 porción de fruta)

0,5 gramo de proteína

0 grasa

90 calorías

MODIFICACIONES
PARA LA FASE 3:
Disuelva las especias en jugo de limón. Agregue pequeños cubos de mantequilla (manteca) fría para preparar una salsa. Agregue extracto de ron o vainilla. Saltee las rodajas de manzana en la mezcla de mantequilla especiada.

Frutas con salsa tibia de vainilla

Ingredientes

Fruta permitida a elección.
1 cucharada de vainilla en polvo
2 cucharadas de jugo de limón
½ cucharadita de vinagre de manzana
Stevia en polvo al gusto

▶ En una sartén pequeña o en un recipiente para salsa, mezcle la Stevia y la vainilla en polvo con el jugo de limón y el vinagre. Caliente la salsa sobre la estufa (hornalla) o en el microondas. Vierta la preparación en el recipiente para salsas. Moje la fruta fresca en la salsa tibia, y disfrute.

Rinde una porción
(1 porción de fruta)

1 gramo de proteína

0 grasa

100 calorías (manzana)
60 calorías (toronja)
40 calorías (fresas)
75 calorías (naranja)

MODIFICACIONES
PARA LA FASE 3:
Agregue 1 cucharada de mantequilla (manteca) fría cortada en cubos pequeños y bata hasta que esté bien integrada. También puede agregar una pequeña cantidad de crema y omitir del jugo de limón. Añada un poco de canela o extracto de ron para realzar el sabor.

Tarta de manzanas caramelizada

Ingredientes

1 manzana
1 cucharada de jugo de limón
1 cucharada de agua
1 cucharadita de vinagre de manzana
1 paquete de Stevia en polvo
1 cucharadita de canela molida
Una pizca de nuez moscada
1 cucharada de agua
Stevia sabor toffee inglés, al gusto

Rinde una porción
(1 porción de fruta)

0,5 gramo de proteína

0 grasa

95 calorías

MODIFICACIONES
PARA LA FASE 3:
Agregue una pequeña
cantidad de mantequilla
(manteca) derretida a la
mezcla y decore con una
cucharada de nueces
comunes o pecán picadas.

▶ Corte la manzana en rodajas muy finas. Coloque las rodajas en capas, en una fuente para crème brûlée redonda de 3 pulgadas (7,5 cm). En cada capa espolvoree en cantidades generosas canela, nuez moscada y Stevia con sabor a toffee inglés en polvo. Continúe colocando las capas con especias hasta que la fuente esté llena. Rocíe jugo de limón, vinagre de manzana y agua sobre las rodajas de manzana. Hornee a 375° durante 20 a 25 minutos aproximadamente o hasta que las manzanas estén cocidas y ligeramente crujientes. Rocíe con un poco más de Stevia sabor a toffee inglés, si lo desea. Sirva tibio.

Naranjas tibias con especias

Ingredientes

Una naranja en rodajas o en gajos
2 cucharadas de jugo de limón
1/8 de cucharadita de canela molida
Una pizca de clavo de olor
Una pizca de nuez moscada
1/8 de cucharadita de vainilla en polvo
Stevia al gusto (en polvo o líquida)

Rinde una porción
(1 porción de fruta)

1 gramo de proteína

0 grasa

70 calorías

▶ Mezcle las especias con el jugo de limón y la Stevia. Caliente ligeramente en una sartén y agregue las naranjas. Cocine durante 5 a 10 minutos. Sirva caliente o frío.

Consejo

PARA LA
DIETA HCG

Congele frutas frescas como fresas, toronjas o naranjas para procesarlas con hielo y preparar batidos o postres helados.

Toronjas congeladas

Ingredientes
½ toronja cortada en rodajas o gajos
2 cucharadas de jugo de limón
Una pizca de ralladura de limón
Stevia en polvo al gusto

Rinde una porción
(1 porción de fruta)

1 gramo de proteína

0 grasa

50 calorías

> Moje los trozos de toronja en el jugo de limón y cúbralos con la Stevia y la ralladura de limón. Congele hasta que estén firmes y disfrute esta delicia helada.

Fresas heladas con cacao

Ingredientes
4-6 fresas medianas
1 cucharada de cacao sin grasa en polvo
Stevia en polvo al gusto

Rinde una porción
(1 porción de fruta)

0,5 gramo de proteína

0 grasa

35 calorías

> Mezcle el cacao con la Stevia. Corte las fresas en rodajas y páselas por la mezcla de cacao. Coloque en papel parafinado o papel manteca y congele hasta que estén firmes. Variaciones: Use gajos de naranja.

Compota tibia de fresas

Ingredientes
5 fresas grandes frescas cortadas en rodajas
2 cucharadas de jugo de limón
Una pizca de canela
Una pizca de nuez moscada
Una pizca de pimienta de Cayena
Una pizca de sal
Stevia con sabor a vainilla o chocolate amargo al gusto

Rinde una porción
(1 porción de fruta)

0,5 gramo de proteína

0 grasa

35 calorías

Modificaciones
para la Fase 3: Omita el jugo de limón y agregue 2 cucharadas de queso crema o crema. Decore con nueces tostadas picadas.

> Mezcle todos los ingredientes en una sartén pequeña y revuelva. Saltee a fuego medio hasta que esté caliente y burbujee, y se comience a formar una salsa. Sirva tibio en un recipiente. Decore con menta. Agregue **crutones de tostadas Melba** y canela.

Salsa de manzana con canela

Ingredientes
1 manzana
½ cucharadita de canela
Una pizca de nuez moscada
Stevia en polvo al gusto

Rinde una porción (1 porción de fruta)
0,5 gramo de proteína
0 grasa
95 calorías

▶ Pele y procese la manzana en una procesadora. Agregue canela y Stevia al gusto. Sirva frío.

Rodajas de fresa o naranja saborizadas con chocolate amargo

Ingredientes
1 naranja pelada y cortada en rodajas o un puñado de fresas cortadas
Extracto de Stevia sabor chocolate amargo

Rinde una porción (1 porción de fruta)
1 gramo de proteína
0 grasa
65 calorías (naranja)
30 calories (fresas)

▶ Coloque las rodajas de naranja o fresa en un recipiente. Agregue la Stevia sabor chocolate amargo sobre las rodajas y sirva el plato frío. Decore con menta, si lo desea.

Consejo

PARA LA DIETA HCG

• *Disfrute pequeñas cantidades de cacao sin grasa y vainilla en polvo sin azúcar como "condimento" en algunas de mis recetas. El cacao sin grasa y la vainilla en polvo pueden contener ciertos rastros de grasa o almidón y deberían utilizarse con moderación. Siempre controle su peso cuando utilice estos productos y deje de consumirlos si siente que deja de perder peso.*

• *Evite por completo los edulcorantes artificiales como el Aspartamo, la sucralosa y la sacarina ya que son químicos tóxicos que pueden provocar problemas en su peso y otros problemas de salud. Yo recomiendo la Stevia como endulzante para esta dieta y para que lo utilice durante toda la vida. La Stevia es una hierba totalmente natural, sin calorías, que endulza hasta 300 veces más que el azúcar y que no afectará sus niveles de glucosa en la sangre ni tampoco la pérdida de peso.*

Batido de fresas

Ingredientes
5 fresas grandes congeladas
Stevia saborizada o en polvo (pruebe la Stevia líquida sabor a vainilla
o chocolate)
1 cucharada de leche (opcional)
Cubos de hielo

> Licue todos los ingredientes juntos y sirva en vasos de trago largo. Decore
> con una fresa, una rodaja de limón o una hoja de menta si lo desea.

Rinde una porción
(1 porción de fruta)

0,5 gramo de proteína

0 grasa

30 calorías

MODIFICACIONES
PARA LA FASE 3:
Agregue mitad de crema
y mitad de leche, crema o
polvo proteico. Agregue
duraznos, frambuesas
frescas o prepare un
batido de varias frutas.

Té helado

Ingredientes
Puede elegir el tipo de té:
Té verde
Yerba mate
Manzanilla
Menta
Sabores de frutas
Té chai con especias
Té de arandano
Stevia al gusto
6 onzas (175 ml) de agua caliente por porción

> Prepare el té que eligió con agua caliente de tal manera que
> quede un poco fuerte. Deje enfriar en el refrigerador y luego
> sírvalo con hielo o mezcle con 3 onzas (87,5 ml) de agua con
> gas para preparar un refresco. Agregue Stevia al gusto y decore
> con hojas de menta o rodajas de limón.

Rinde una porción

0 calorías

Consejo
PARA LA
DIETA HCG

Siempre tenga saquitos de té en su bolso o en su automóvil para preparar bebidas rápidamente o para llevar a restaurantes. Agregue agua caliente para preparar un té caliente o lleve versiones frías de las variedades de té que se recomiendan en una botella térmica (termo). Puede usarlas para darle sabor a su té helado o para preparar su propia limonada casera si le pide al camarero un plato con rodajas de limón.

Batido de café, chocolate y toffee

Ingredientes
6 onzas de café fuerte
Stevia sabor a toffee inglés al gusto
Stevia sabor a chocolate amargo o chocolate con leche al gusto
¼ de cucharadita de cacao en polvo sin grasa (Wondercocoa)
Cubos de hielo
1 cucharada de leche (opcional)

▶ Mezcle bien todos los ingredientes. Agregue hielo, Stevia y leche.

Rinde una porción
Menos de 10 calorías

MODIFICACIONES
PARA LA FASE 3:
Agregue crema o mitad de crema y mitad de leche y mezcle. Prepare helado casero endulzado con Stevia agregando claras de huevo batido, crema batida y cacao. Congele y disfrute.

Limonada de fresas

Ingredientes
2 fresas, trituradas o en puré
Jugo de ¼ limón
Stevia al gusto
8 onzas (235 ml) de agua (agua mineral con o sin gas)

▶ Mezcle el jugo de limón con las fresas trituradas en un vaso. Vierta sobre hielo y endulce con Stevia.

Rinde una porción
(1 porción de fruta)
0 proteína
0 grasa
15 calorías

Consejo
PARA LA
DIETA HCG

Prepare sus refrescos caseros con gas u otras bebidas con jugos de frutas permitidas y agua mineral con gas. Consulte las recetas para probar otros sabores. Sirva en un vaso de Martini con una rodaja de limón u otra decoración y disfrute.

Martini sin alcohol de toronja refrescante

Ingredientes
Jugo de ½ toronja
5 onzas (147 ml) de agua mineral con gas
Hielo
Stevia con sabor a vainilla al gusto

> Mezcle el jugo con la Stevia y vierta sobre hielo. Agregue agua mineral con gas y disfrute.

Rinde una porción
(1 porción de fruta)

1 gramo de proteína

0 grasa

45 calorías

MODIFICACIONES
PARA LA FASE 3:
Agregue una medida
de vodka.

Martini de manzana sin alcohol con gas/ Martini de manzana caramelizada

Ingredientes
Jugo de 1 manzana (use la pulpa para un **Pastel de carne** o
Galletas de manzana)
6 onzas (177 ml) de agua mineral con gas fría
2 cucharadas de jugo de limón
Stevia sabor a vainilla o toffee inglés
Rodaja de manzana para decorar
Hielo picado (opcional)

> Mezcle la manzana y el jugo de limón con la Stevia saborizada. Agregue agua mineral con gas y hielo si lo desea. Sirva en un vaso de Martini con una rodaja o un bucle de cáscara de manzana para decorar. También queda muy bien con manzanas ácidas como la manzana verde o, si desea un Martini de manzanas más dulce, puede usar una manzana red delicious u otro tipo de manzana dulce.

Variación: Para un **Martini de manzana caramelizada**, agregue un poco de Stevia sabor a toffee inglés en lugar de vainilla.

Rinde una porción
(1 porción de fruta)

0 proteína

0 grasa

45 calorías

MODIFICACIONES
PARA LA FASE 3:
Agregue una medida
de vodka.

Consejo
PARA LA
DIETA HCG

Sírvase té helado, limonada u otra bebida en un vaso elegante, como el de Martini, cuando esté en una fiesta o en un restaurante. Decore con limón, menta o una o dos rodajas de fresas. Nadie sabrá que no está bebiendo alcohol y que está a dieta.

Bloody Mary picante

Ingredientes

8 onzas de jugo de tomate (jitomate) frío
1 cucharada de vinagre de manzana
Pimienta de Cayena al gusto
2 cucharadas de jugo de limón
1 cucharadita de salsa picante
Sal de apio
Pimienta negra fresca molida
3 gotas de salsa Worcestershire

Rinde una porción
(1 porción de verduras)

0,5 gramo de proteína

0 grasa

35 calorías

MODIFICACIONES
PARA LA FASE 3:
Agregue una medida
de vodka.

▶ Agregue todos los condimentos al jugo de tomate (jitomate) fresco. Mezcle bien y sirva con hielo. Sirva con pimienta negra recién molida.

Variación: Agregue ¼ de cucharadita de rábano picante.

Sidra caliente

Ingredientes

Jugo de 1 manzana
2 cucharadas de jugo de limón
1 cucharadita de vinagre de manzana
¼ de cucharadita de canela
Una pizca de nuez moscada
Una pizca de pimienta de Jamaica (pimienta gorda, malagueta)
Una pizca de clavo de olor
Una pizca de ralladura de limón
Stevia al gusto
Agua

Rinde una porción
(1 porción de fruta)

0,5 gramo de proteína

0 grasa

75 calorías

▶ Caliente el jugo con las especias y un poco de agua en una sartén pequeña. Sirva caliente con una rama de canela.

Consejo
PARA LA
DIETA HCG

Agregue canela al café recién molido para obtener un café aromatizado. La canela es una especia saludable que se cree que ayuda a reducir los niveles de glucosa en la sangre. Es ideal para acompañar frutas y para usar como especia en platos con pollo y verduras.

Cubos de hielo de fresa o limón

Ingredientes
4-6 fresas o el jugo de 1 limón
¼ taza de agua
Menta picada (opcional)
Stevia al gusto (opcional)

Rinde una porción
(1 porción de fruta)
0,5 gramo de proteína
0 grasa
15 calorías (limón)
30 calorías (fresas)

▶ Procese las fresas con agua y Stevia o jugo de limón y mezcle con agua y menta. Vierta jugo de limón fresco o las fresas procesadas en cubetas (moldes) para hielo y congele. Agregue a bebidas frías, recetas y diferentes tipos de té para realzar el sabor.

Batido de café, chocolate y menta

Ingredientes
6 onzas de café fuerte
Stevia sabor a menta
Stevia sabor a chocolate amargo o chocolate con leche al gusto
¼ de cucharadita de cacao en polvo sin grasa (Wondercocoa)
Cubos de hielo
1 cucharada de leche (opcional)

Rinde una porción
Menos de 10 calorías

MODIFICACIONES
PARA LA FASE 3:
Agregue crema o mitad de crema y mitad de leche.

▶ Licue todos los ingredientes hasta que no haya grumos. Decore con una hoja de menta.

Limonada

Ingredientes
Jugo de ½ limón
Stevia al gusto
8 onzas de agua (agua mineral con o sin gas)

Rinde una porción
Menos de 10 calorías

▶ Exprima el jugo de limón en un vaso. Agregue la cáscara del limón, Stevia y hielo.

Consejo
PARA LA
DIETA HCG

Lleve paquetes de Stevia en polvo en su bolso o bolsillo y úsela cuando salga a cenar a un restaurante.

Mojito sin alcohol con gas

Ingredientes
Hojas de menta fresca trituradas
Jugo de ½ lima o limón
Stevia en polvo común o sabor a menta
6 onzas de agua mineral con gas
Hielo picado

▶ Triture las hojas de menta para que suelten el sabor. Agregue Stevia líquida o en polvo y jugo de limón o lima. Agregue agua mineral con gas y hielo picado. Decore con una ramita de menta y disfrute.

Rinde una porción
Menos de 10 calorías

MODIFICACIONES
PARA LA FASE 3:
Agregue una medida
de ron

Té verde espumante de manzana

Ingredientes
Jugo de 1 manzana
½ taza de té verde frío
¼ de taza de agua mineral con gas
1 cucharadita de Stevia sabor a vainilla
Una pizca de canela

▶ Mezcle el jugo de manzana, el té verde, la canela y la Stevia con sabor a vainilla. Agregue el hielo picado y el agua mineral con gas. Decore con hojuelas de manzana y rodajas de limón.

Rinde una porción
(1 porción de fruta)

0 proteína

0 grasa

60 calorías

Consejo

PARA LA
DIETA HCG

Mezcle diferentes variedades de té, como té verde, menta, vainilla, yerba mate, para crear un nuevo sabor. Prepárelos bien fuertes y sírvalos con hielo, rodajas de limón y Stevia para disfrutar de una bebida refrescante durante el verano. También puede verter estas preparaciones en moldes para paletas y congelarlas para hacer refrescantes postres.

Refresco espumoso de café, menta y chocolate

Ingredientes
4 onzas (125 ml) de café fuerte
4 onzas (125 ml) de agua mineral con gas
Stevia sabor a chocolate amargo o chocolate con leche
Stevia sabor a menta al gusto
1 cucharada de leche (opcional)
Hielo
Hojas de menta (opcional)

Rinde una porción
Menos de 10 calorías

> Mezcle el café, la Stevia y la leche. Vierta sobre hielo y agregue agua mineral con gas. Decore con hojas de menta.

Gaseosa dietética casera

Ingredientes
8 onzas (225 ml) de agua mineral con gas
Stevia saborizada al gusto
3 a 5 cucharadas de jugo de naranja, de limón
o de manzana (opcional)

Rinde una porción
0 calorías cuando se prepara con Stevia

> Agregue la Stevia saborizada al agua mineral con gas al gusto. Las opciones disponibles más comunes son naranja, uva, vainilla, chocolate y cerveza de raíz. Hay muchos sabores de
Stevia en el mercado. Visite su tienda naturista o compre por Internet para encontrar más sabores. Agregue jugo fresco y rodajas de limón o lima para conseguir un sabor lima limón. Sea creativo. Intente combinar sabores como naranja y vainilla para obtener una deliciosa gaseosa.

Consejo

PARA LA
DIETA HCG

Disfrute diferentes variedades de té saludables como el de yerba mate, el té verde, el té Oolong y los tés de hierbas, por ejemplo el de manzanilla. Se ha demostrado que estos tipos de té reducen los retortijones de hambre, principalmente en la primera semana de la dieta de 500 calorías VLCD. También pueden acelerar el metabolismo y ayudar en el proceso de eliminación de grasa.

ENSALADAS Y APERITIVOS

Ensalada de pepino dulce japonés | página 21
Ensalada fría de pollo al curry | página 21
Ensalada de langosta | página 22
Ensalada de cangrejo especiada | página 22
Cóctel de camarones | página 23
Encurtidos (picles) fríos de pepino y ajo | página 23
Ensalada de col (repollo) y naranja con pollo | página 24
Ensalada fría de espárragos | página 24
Ensalada de col (repollo) morada | página 25
Ensalada de pepinos y naranja | página 25
Ensalada de col (repollo)/Ensalada de manzana | página 26
Ensalada de cítricos e hinojo | página 26
Ensalada tailandesa de pepino picante | página 27
Ensalada dulce y crujiente de pollo y manzana | página 27
Ensalada de apio al curry | página 28
Ceviche | página 28
Ensalada fría de hinojo | página 29
Ensalada de pepino y fresa | página 29
Ensalada china de pollo | página 30
Ensalada de espárragos y manzana | página 30
Ensalada de rúcula con pollo y fruta | página 31
Ensalada de rábano picante | página 31
Tostada Melba con mermelada de fresa | página 32
Crutones de Melba | página 32
Tostada Melba con pepino picante | página 33
Ensalada de pollo con tiras de apio | página 33

ADEREZOS • SALSAS • MARINADAS

Vinagreta de fresa | página 34
Aderezo/marinada sabrosa de eneldo | página 34
Marinada de naranja y estragón | página 35
Infusión de vinagre al estragón | página 35
Aderezo/marinada de jengibre y cítricos | página 36
Salsa Teriyaki | página 36
Marinada/salsa de rábano picante | página 37
Ketchup | página 37

Salsa Marinara | página 38
Aderezo picante de tomate (jitomate) | página 38
Mostaza casera | página 39
Vinagreta de toronja | página 39
Vinagreta de tomate (jitomate) y albahaca | página 40
Vinagreta italiana | página 40
Salsa/aderezo estilo cajún picante | página 41
Salsa | página 41
Salsa barbacoa | página 42
Confitura de manzana marinada | página 42
Salsa/marinada dulce de wasabi | página 43
Aderezo/marinada dulce de naranja | página 43
Aderezo francés | página 43
Aderezo agridulce de mostaza | página 44
Aderezo/marinada de limón y pimienta | página 44
Salsa de naranja especiada | página 45
Infusión/marinada de estragón y ajo | página 45

SOPAS

Sopa de tomate (jitomate) con albahaca | página 46
Sopa de pollo y col (repollo) | página 46
Sopa de albóndigas de pollo | página 47
Sopa de verduras y carne | página 48
Sopa de pollo sabrosa | página 48
Sopa tailandesa de carne | página 49
Caldo de pollo casero | página 49
Caldo de verduras casero | página 50
Sopa de hinojo | página 50
Sopa de apio | página 51
Chili | página 51
Sopa de espinaca y pollo al limón | página 52
Sopa de espárragos | página 52
Sopa de tomate (jitomate) fría y especiada | página 53
Sopa de pollo picante y agria | página 53
Guisado criollo | página 54
Sopa de verduras de Medio Oriente | página 54
Sopa espesa de cangrejo | página 55
Sopa dulce de fresa | página 55
Sopa tailandesa de camarones picante y agria | página 56

Sopa francesa de cebolla	página 56
Sopa de albóndigas (receta mexicana)	página 57

ENTRADAS DE POLLO

Pollo al curry	página 58
Pollo oriental al jengibre	página 58
Pesto de pollo	página 59
Pollo al estragón	página 59
Hamburguesas de pollo y manzana	página 60
Tarta de pollo y espárragos	página 60
Pollo dulce al limón	página 61
Pollo al romero	página 61
Tacos de pollo	página 62
Pollo con tomate (jitomate) y albahaca	página 62
Pollo dulce a la mostaza	página 63
Pollo a la cazadora	página 63
Pollo agridulce	página 64
Pollo a la páprika	página 64
Rollitos de pollo rellenos	página 65
Pollo al orégano	página 65
Bruschetta de pollo	página 66
Pollo a la salsa barbacoa	página 66
Pollo marroquí al limón	página 67
Bastones de pollo al estilo búfalo	página 67
Pollo al horno con manzanas	página 68
Pechuga de pollo glaseada a la naranja	página 68
Pollo asado al ajo	página 69
Pollo sabroso al horno	página 69
Pollo con cilantro al estilo mexicano	página 70
Hamburguesas especiadas de pollo	página 70
Pollo especiado al estilo de Medio Oriente	página 71
Pollo szechwan con col (repollo)	página 71
Pollo a la cacerola	página 72
Pollo a la canela	página 72
Pollo ácido al vinagre	página 73
Pollo picante a la mostaza	página 73

ENTRADAS DE CARNE DE RES

Falda de carne asada a fuego lento	página 74
Estofado	página 74
Fajitas/Carne asada	página 75
Pastel de carne	página 75
Tacos de carne molida (picada)	página 76
Ternera a la florentina	página 76
Picata de ternera	página 77
Ternera a la italiana	página 77
Carne con col (repollo) al estilo mongol	página 78
Bistec con costra de pimienta	página 78
Beef Bourguignon	página 79
Hamburguesas	página 79
Carne al jengibre	página 80
Rollitos de col (repollo)	página 80
Rollitos de carne italianos	página 81
Picadillo de carne curada (corn beef)	página 81
Albóndigas italianas al horno	página 82
Carne curada (corn beef) con col (repollo)	página 82
Carne a las finas hierbas	página 83
Tomates (jitomates) rellenos al horno	página 83
Sloppy Joes/Carne a la parrilla	página 84
Estofado de carne sabroso	página 84
Kebabs de carne asada y manzana	página 85
Rollitos de acelga rellenos	página 85

ENTRADAS DE MARISCOS

Camarones al curry con tomates (jitomates)	página 86
Estofado de camarones	página 86
Camarones a la criolla	página 87
Camarones Scampi	página 87
Camarones con jengibre	página 88
Camarones salteados a la pimienta negra	página 88
Jambalaya	página 89
Camarones envueltos al jengibre	página 90
Pescado al horno con curry	página 90
Tilapia con hierbas	página 91
Pescado blanco escalfado	página 91
Pasteles de cangrejo	página 92
Pescado al horno estilo cajún	página 92
Pescado con limón y eneldo	página 93
Camarones con tomates (jitomates) a la italiana	página 93
Camarones salteados con wasabi dulce	página 94

Camarones picantes a la mostaza con acelga — página 94

Pescado blanco al horno con espárragos — página 95

Pescado escalfado con tomillo — página 95

Pescado blanco envuelto a la parrilla
con glaseado de limón o naranja — página 96

Camarones dulces con naranja y pimienta — página 96

Medallones de langosta en salsa
de tomate (jitomate) — página 97

Langosta rellena al horno — página 97

Camarones con cebolla caramelizada — página 98

Camarones agridulces — página 98

Camarones con menta y cilantro — página 99

Pescado blanco con tomates
(jitomates) y cebollas — página 99

Pargo salteado con salsa de limón y pimienta — página 100

Pargo rojo tostado — página 100

Langosta al horno con salsa de limón picante — página 101

Pescado con salsa de cítricos — página 101

Pescado blanco con naranjas — página 102

VERDURAS

Fideos/arroz de col (repollo) — página 103

Acelga con ajo y cebolla — página 104

Ensalada fría de achicoria — página 104

Guarnición de cebollas caramelizadas — página 105

Guarnición de cebolla morada al horno — página 105

Espinacas con ajo — página 106

Col (repollo) al azafrán — página 106

Confitura de rábano — página 107

Espinacas condimentada al estilo indio — página 107

Apio al horno — página 108

Ensalada fría de tomate (jitomate) — página 108

Hojas de remolacha (betabel) en vinagre — página 109

Espárragos asados (a la parrilla)
con salsa de limón y romero — página 109

Kebab de frutas y verduras asadas — página 110

Col (repollo) morada picante en vinagre — página 110

Hinojo con hierbas — página 111

Achicoria picante — página 111

Espárragos con hierbas — página 112

Tomate (jitomate) asado con cebolla — página 112

Hojas de remolacha (betabel) con especias — página 113

Ensalada fría de tomate (jitomate) con pesto — página 113

POSTRES

Granizados/helados de fresa — página 114

Helados de limón o naranja — página 114

Chips de manzana — página 114

Galletas de manzana — página 115

Rodajas de naranja glaseadas con especias — página 115

Rodajas de manzana con salsa de canela — página 116

Frutas con salsa tibia de vainilla — página 116

Tarta de manzana caramelizada — página 117

Naranjas tibias con especias — página 117

Toronjas congeladas — página 118

Fresas heladas con cacao — página 118

Compota tibia de fresas — página 118

Salsa de manzana con canela — página 119

Rodajas de fresa o naranja saborizadas
con chocolate amargo — página 119

BEBIDAS

Batido de fresas — página 120

Té helado — página 120

Batido de café, chocolate y toffee — página 121

Limonada de fresas — página 121

Martini sin alcohol de toronja refrescante — página 122

Martini de manzana sin alcohol con gas/
Martini de manzana caramelizada — página 122

Bloody Mary picante — página 123

Sidra caliente — página 123

Cubos de hielo de fresa o limón — página 124

Batido de café, chocolate y menta — página 124

Limonada — página 124

Mojito sin alcohol con gas — página 125

Té verde espumoso de manzana — página 125

Refresco espumoso de café, menta
y chocolate — página 126

Gaseosa dietética casera — página 126

Información actualizada
SOBRE LA AUTORA

Hola a todos. ¡Me encanta poder contarles que estoy manteniendo mi peso y que he estado usando tallas 4-6 después de dos años de haber comenzado la dieta HCG! He perdido varias pulgadas en todo el cuerpo, principalmente en la cintura y los muslos y alrededor de 60 libras (30 kilos) en total. Es una alegría tan grande poder comprar ropa en el departamento de tallas pequeñas/medianas cada vez que voy a una tienda.

Me siento realmente increíble porque ya no soy una esclava de la comida ni de mi peso. Las dietas yo-yo, los antojos de comida y el metabolismo lento ahora son parte de mi pasado. Sé que con mi nuevo estilo de alimentación más saludable y mi metabolismo más rápido y más eficaz, ya no tengo razones para preocuparme por mi peso. Ésta es realmente la solución milagrosa y definitiva para bajar de peso que estuve buscando durante toda mi vida. ¡Buena suerte durante este proceso!

Les deseo todo el éxito del mundo en este increíble viaje de transformación. Estoy segura de que tendrán tanto éxito como yo mientras estén viviendo este proceso y alcanzando su peso deseado. ¡Su vida está a punto de cambiar!

Les deseo lo mejor,

Tammy Skye

Tammy Skye

---

*La fe es dar el primer paso
aun cuando no veas la escalera completa.*

— MARTIN LUTHER KING JR.

Otros libros de Tammy Skye
(publicados en 2011/2012)

Más recetas gourmet de la Dieta HCG —Otras 150 recetas deliciosas y bajas en calorías para la Dieta HCG

Disfrute estas recetas deliciosas y sencillas durante la "Fase HCG" (también conocida como la Fase 2 o F2) mientras adelgaza con la Dieta HCG.

El Libro de recetas gourmet de la Dieta HCG, la "Fase de estabilización" (también conocida como la Fase 3 o F3) Recetas sin almidón ni azúcar para ayudarle a restablecer su metabolismo y mantener el peso que ha perdido.

Disfrute estas recetas deliciosas de la Fase 3 que le ayudarán a controlar su peso y restablecer su metabolismo. Ofrecemos una amplia variedad de entradas y aperitivos sin almidón ni azúcar, sopas y ensaladas y postres exquisitos mientras avanza hacia la Fase 3 de la Dieta HCG.

www.hcgrecipes.com

Regístrese para estar en la lista

y obtener descuentos apenas se publiquen estos libros.

www.hcgrecipes.com

Notas

Made in the USA
Lexington, KY
25 March 2014